B. Pflug / K. Foerster / E. Straube

Perspektiven der Schizophrenie – Forschung

Aktuelle Psychiatrie, Band 6
Herausgegeben von H. Häfner, Mannheim
H. Heimann, Tübingen · B. Pflug, Frankfurt/Main

Perspektiven der Schizophrenie-Forschung

Herausgegeben von
B. Pflug, K. Foerster und E. Straube

SEMPER BONIS ARTIBUS

Gustav Fischer Verlag · Stuttgart · New York · 1985

Anschriften der Herausgeber:

Prof. Dr. B. Pflug
Zentrum der Psychiatrie, Joh. Wolfg. Goethe Universität
Heinrich-Hoffmann-Str. 10, 6000 Frankfurt/Main 71

Privatdozent Dr. K. Foerster
Nervenklinik der Universität, Osianderstr. 22, 7400 Tübingen

Privatdozent Dr. E. Straube
Universitätsnervenklinik, Osianderstr. 22, 7400 Tübingen

CIP-Kurztitelaufnahme der Deutschen Bibliothek

Perspektiven der Schizophrenie-Forschung / hrsg. von B. Pflug ... – Stuttgart ; New York : Fischer, 1985. – (Aktuelle Psychiatrie ; Bd. 6)
ISBN 3-437-10895-6

NE: Pflug, Burkhard [Hrsg.]; GT

Wollgrasweg 49 · 7000 Stuttgart 70

Satz und Druck: C. Maurer, Geislingen
Printed in Germany
ISBN 3-437-10895-6
ISSN 0344-2780

Vorwort

Anläßlich des 60. Geburtstages von Hans Heimann fand am 14. und 15. Mai 1982 in Tübingen ein Symposium mit dem Thema «Perspektiven der Schizophrenie-Forschung» statt. Die Schizophrenie-Forschung ist einer der wissenschaftlichen Schwerpunkte im Werke Hans Heimanns. Der vorliegende Band enthält Referate des Symposiums mit Diskussionen und zwei Beiträge von M. Bleuler und L. Süllwold.
Herausgeber, Autoren und Teilnehmer ehren und würdigen damit die Person und das wissenschaftliche und klinische Wirken Hans Heimanns.

Frankfurt und Tübingen, Januar 1985 — B. Pflug · K. Foerster · E. Straube

Inhalt

Autorenverzeichnis

Prof. Dr. M. Ackenheil
Universitäts-Nervenklinik, Nußbaumstraße 7, 8000 München 2

Prof. Dr. J. Angst
Psychiatrische Universitätsklinik, Lenggstraße 31, CH-8029 Zürich 8

R. Baenninger
Psychiatrische Universitätsklinik, Lenggstraße 31, CH-8029 Zürich 8

Prof. Dr. G. Benedetti
Psychiatrische Universitäts-Poliklinik, Petersgraben 4, CH-4031 Basel

Dr. S. Bischoff
Ciba-Geigy AG, CH-4002 Basel

Prof. Dr. med. M. Bleuler
Bahnhofstraße 49, CH-8702 Zollikon/Zürich

Dr. A. Delini-Stula
Ciba-Geigy AG, CH-4002 Basel

Prof. Dr. Dr. H. Häfner
Zentralinstitut f. Seelische Gesundheit, 6800 Mannheim 1

Dr. W. an der Heiden
Zentralinstitut f. Seelische Gesundheit, 6800 Mannheim 1

Prof. Dr. med. H. Helmchen
Psychiatrische Klinik der Freien Universität Berlin, Eschenallee 3,
1000 Berlin 19

Dr. J. Klug
Zentralinstitut f. Seelische Gesundheit, 6800 Mannheim 1

PD Dr. L. Maître
Ciba-Geigy AG, CH-4002 Basel

Prof. Dr. Ch. Müller
Hôpital de Céry, Clinique psychiatrique universitaire, CH-1008 Prilly

M. Nuesperli
Psychiatrische Universitätsklinik, Lenggstraße 31, CH-8029 Zürich 8

Dr. M. Pfeifer-Kurda
Zentralinstitut f. Seelische Gesundheit, 6800 Mannheim 1

Prof. Dr. B. Pflug
Zentrum der Psychiatrie, Abt. für Klinische Psychiatrie II,
Heinrich-Hoffmann-Straße 10, 6000 Frankfurt 71

Prof. Dr. Ch. Scharfetter
Psychiatrische Universitätsklinik, Lenggstraße 31, CH-8029 Zürich 8

H.-H. Stassen
Psychiatrische Universitätsklinik, Lenggstraße 31, CH-8029 Zürich 8

Prof. Dr. G. Stille
Bundesgesundheitsamt, Postfach 33 00 13, D-1000 Berlin 33

PD Dr. E. Straube
Universitäts-Nervenklinik Tübingen, Osianderstraße 22, 7400 Tübingen

Prof. Dr. L. Süllwold
Zentrum der Psychiatrie, Abt. für Klinische Psychiatrie II,
Heinrich-Hoffmann-Straße 10, 6000 Frankfurt 71

Dr. A. Weber
Psychiatrische Universitätsklinik, Lenggstraße 31, CH-8029 Zürich 8

Prof. Dr. E. Zerbin-Rüdin
Max-Planck-Institut für Psychiatrie, Kraepelinstraße 2 und 10,
8000 München 40

Einführung
Zur Schizophrenie und Schizophrenieforschung in Tübingen

B. Pflug

Die Erkrankung an einer Schizophrenie stellt für den betroffenen Menschen einen radikalen Verlust vertrauter Beziehungen, einschätzbarer Möglichkeiten und für ihn bis dahin sinngebender Zusammenhänge dar. Die einer solchen existentiellen Krise innewohnende Angst prägt das Erleben der Umwelt und die Beziehung zur Realität. Langsam sich entwickelnd oder plötzlich hereinbrechend fühlt der Patient sich ausgeliefert, nicht mehr von den Mitmenschen erreichbar und auch selbst nicht in der Lage, den anderen sein Erleben zugänglich zu machen. Kompensative Vorgänge setzen ein, um die Spannung ertragen zu können. Der Mensch zieht sich beispielsweise in die private Welt des Wahns zurück, einer «Ersatzwirklichkeit» als einer Wirklichkeit, die seinen Bedürfnissen besser angepaßt ist, oder er erstarrt in der Regungslosigkeit eines Stupors oder im automatenhaften Ablauf stereotyper Handlungen. Nähe und Distanz werden nicht mehr kontrollierbar, die eigene Person schutzlos preisgegeben, ohne Grenzen und Struktur empfunden.

Nach Benedetti ist schizophrenes Leben der menschlichen Natur nicht wesensfremd, sondern läßt nur Verborgenes ans Licht treten. Daraus resultiere die Frage «was verschiebt die Grenzen zwischen gesunder und schizophrener Lebensform» und nicht «welche Noxe zerstört das Gesunde und setzt das Schizophrene?». Wir gewinnen so einen Zugang zur Bedeutung der Lebensgeschichte eines Patienten und sehen das Krankheitsbild nicht fremd und losgelöst von der Persönlichkeitsentwicklung.

Uns gelingen heute Einblicke in psychodynamische Prozesse, die dem Erleben und Verhalten eines schizophrenen Patienten zugrunde liegen. Begriffe wie «Verstehbarkeit» und «Einfühlbarkeit» sind also nicht mehr differentielle Kriterien, vielmehr ist es das Ausmaß der erlebten oder drohenden Desintegration der Persönlichkeit und deren reparativen, von der Ich-Entwicklung abhängigen Funktionen, die eine schizophrene Erkrankung von anderen psychischen Erkrankungen abhebt.

Betrachtet man das Schicksal Hölderlins unter diesen Aspekten – und das gehört wohl dazu, wenn man in Tübingen über Schizophrenie nachdenkt –

dann kann man Bertaux' Anliegen nicht folgen, in welchem er, die Gunst des Zeitgeistes nutzend, Hölderlin von einer Schizophrenie reinwaschen will. Die Schizophrenie ist weder eine alternative Lebensmöglichkeit noch ein Makel, in welchem Sinn der Begriff leider im außerärztlichen Bereich häufig verwendet wird. Folge ist die Unterschätzung des Leidens dieser Menschen.

Nach der Systematik Kraepelins und der Begriffsbestimmung durch Eugen Bleuler wurden in Tübingen in der Forschung zur Schizophrenie Fragestellungen bearbeitet, die sich um ein Verständnis der Entwicklung psychopathologischer Phänomene im Kontext zur Lebensgeschichte bemühten. Dieser psychodynamische Ansatz wurde von Gaupp (1914) im Schicksal des Hauptlehrers Wagner bahnbrechend dargestellt. Der sensitive Beziehungswahn, von Ernst Kretschmer (1918) beschrieben, dessen Arbeiten zum Zusammenhang von Pubertätskrisen und Schizophrenie, zur mehrdimensionalen Struktur der Schizophrenien und über Körperbau und Charakter, zeigen zugleich neben dem psychodynamischen den biologischen Aspekt menschlichen Verhaltens und psychischer Erkrankung. Schulte (1968) wandte sich Problemen beim Herausgeraten schizophrener Patienten aus ihrer Psychose zu, auch den Fragen zur Auswirkung der Schizophrenie auf die Umwelt des Kranken. Lempp (1973) stellte in seinen Arbeiten die eingeschränkte Fähigkeit zum «Überstieg» im Sinne Conrads bei schizophren erkrankten Kindern heraus, also die verminderte Trennung von sogenannten Haupt- und Nebenrealitäten beim Kinde. Loch (1965) beschrieb die Schizophrenie von psychoanalytischer Seite als mangelnde Integration idealer Objektbeziehungen, die durch eine narzißtische Abhängigkeit gekennzeichnet sind. Der Realitätsverlust des schizophrenen Patienten entspricht einer Aufgabe der Besetzung des Idealobjektes. Die Psychotherapie der Schizophrenie sei als strukturaufbauende Therapie aufzufassen.

Die Beiträge Heimanns zur Schizophrenieforschung leiten sich aus einem empirisch-wissenschaftlichen Konzept ab, wobei operationale Voraussetzungen und wissenschaftliche Überprüfung von herkömmlichen Erfahrungsaussagen eine zentrale Bedeutung haben. Es ist sein großes Verdienst, diesen Aspekten zum Durchbruch verholfen zu haben.

1957 legte er (zusammen mit Spoerri) Untersuchungen zur Ausdrucksphänomenologie vor, die er als Zugang zur Grundverfassung eines Menschen betrachtete und in ihrer kommunikativen Bedeutung (Richtung, Dauer, Situationsbezogenheit) bearbeitete. Mit Hilfe von Film- und Tonbandaufnahmen wurde von ihm eine Methodik entwickelt, die das Ausdrucksgeschehen einer Erfassung und Auswertung zugänglich machte. So konnte er bei Schizophrenen typische Gestaltungen des Ausdrucks beschreiben, beispielsweise des magisch-verwirrten oder der mimischen Desintegration. Die in der Zeit von 1957 bis 1965 gesammelten Erfahrungen stehen nun ihm und seiner Tübinger Arbeitsgruppe einem von der Deutschen Forschungsgemeinschaft geförderten Projekt zur Verfügung, in welchem mit Hilfe moderner Verfahren der Fernseh- und Computertechnik die Analyse mimischen Verhaltens ermöglicht wird.

In seinen Studien über Modellpsychosen, die auch eigene Schilderungen unter der Wirkung der Phantastica Psilocybin, LSD und Ololiuqui enthalten, konnten besonders die Veränderungen der Zeitstruktur und des Zeiterlebens im Zusammenhang mit den Ausdrucksphänomenen beschrieben und eine Analogie zwischen Modellpsychosen und echten Psychosen in Frage gestellt werden.

Große Bedeutung kommen den psychophysiologischen Studien seiner Arbeitsgruppe zur Informationsaufnahme und -verarbeitung schizophrener Patienten zu. Die Reaktivität, die sich in der Änderung verschiedener psychophysiologischer Funktionen niederschlägt, zeigt Korrelationen zu verschiedenen klinischen Erscheinungsformen der Psychose und weist damit auf einer anderen Ebene auf eine Störung kommunikativer Beziehungen hin (Rückzugsproblematik).

Heimanns religionswissenschaftliche Arbeiten zu Themen wie «Prophetie und Geisteskrankheit» (1956), «Religion und Psychiatrie» (1961) – um nur zwei zu nennen –, seine grundlegenden Studien zur Methodik und Therapie in unserem Fachgebiet sowie zur Problematik der Spitalbehandlung psychisch Kranker, geben einen Eindruck vom Spektrum und der Vielfalt seiner wissenschaftlichen Tätigkeit.

Das anläßlich des 60. Geburtstags von Hans Heimann ihm zu Ehren stattgefundene Symposium und der daraus entstandene vorliegende Band ist so angelegt, daß die wichtigsten Schwerpunkte aus dem breiten Spektrum der Schizophrenieforschung angesprochen und behandelt werden. Ziel war die Darstellung und Diskussion in die Zukunft weisender Ansätze der Schizophrenieforschung. Da das Fach Psychiatrie ein medizinisches Fach ist, werden der Patient und die Bemühungen um die Verbesserung diagnostischer und therapeutischer Möglichkeiten im Mittelpunkt der Forschungsarbeit stehen.

Literatur

Benedetti, G.: Schizophrenie. In: Müller, Chr. (Hrsg.): Lexikon der Psychiatrie. Springer Verlag, Berlin – Heidelberg – New York 1973.

Bertaux, P.: Friedrich Hölderlin. Suhrkamp Verlag 1978.

Bleuler, E.: Dementia praecox oder Gruppe der Schizophrenien. In: Aschaffenburg, G. (Hrsg.): Handbuch der Psychiatrie. Deuticke, Leipzig 1911.

Gaupp, R.: Der Fall Wagner. In: Gruhle, H. W., und A. Wetzel (Hrsg.): Verbrechertypen. 1. Bd., H3. Springer Verlag, Berlin 1914.
Heimann, H.: Prophetie und Geisteskrankheit. Berner Univ.-Schriften, Heft 11. Verlag Paul Haupt, Bern 1956.
Heimann, H.: Religion und Psychiatrie. In: Gruhle, H. W., et al. (Hrsg.): Psychiatrie der Gegenwart III. Springer Verlag, Berlin, 471–493, 1961.
Heimann, H.: Ausdrucksphänomenologie der Modellpsychosen (Psilocybin). Psychiat. et Neurol. 141, 69–100 (1961).
Heimann, H.: Beobachtungen über gestörtes Zeiterleben in der Modellpsychose. Schweiz. med. Wschr. 93, 1703–1710 (1963).
Heimann, H.: Pharmako-psychopharmakologische Betrachtungen über Struktur und Verlauf der «Modellpsychose». Neuropsychopharmacology 4, 131–134 (1965).
Heimann, H.: Eine Methode zur quantitativen Analyse der mimischen Bewegungen. Arch. ges. Psychol. 118, 1–117 (1966).
Heimann, H.: Grundsätzliche Überlegungen zur erfahrungswissenschaftlichen Methodik in der Psychiatrie. Nervenarzt 43, 345–350 (1972).
Heimann, H.: Biologie der Schizophrenie. Schweiz. Arch. Neurol., Neurochir., Psychiat. 132, 2, 193–205 (1983).
Heimann, H., und Th. Spoerri: Zur Ausdrucksphänomenologie. Mschr. Psychiat., Basel, 134, 203–214 (1957).
Heimann, H., und E. Straube: Psychophysiologische Untersuchungen Schizophrener. In: Huber, H. (Ed.): Schizophrenie. Schattauer Verlag, Stuttgart – New York, 235–249 (1981).
Kraepelin, E.: Lehrbuch der Psychiatrie. Barth, Leipzig 1896.
Kretschmer, E.: Körperbau und Charakter. Springer Verlag, Berlin 1921.
Kretschmer, E.: Der sensitive Beziehungswahn. 1. Aufl. 1918, 4. erw. Aufl. Springer Verlag, Berlin 1966.
Lempp, R.: Psychosen im Kindes- und Jugendalter – eine Realitätsbezugsstörung. Eine Theorie der Schizophrenie. Hans Huber, Bern – Stuttgart – Wien 1973.
Loch, W.: Zur Struktur und Theorie schizophrener Psychosen aus psychoanalytischer Perspektive. Psyche 19, 173–187 (1965).
Straube, E., und H. Heimann: Untersuchungen zur Psychobiologie der Schizophrenie. Arzneimittelforsch./Drug Res. 28 (II), 9, 1485–1489 (1978).

Progressive Psychopathologie in der schizophrenen Kommunikation

G. Benedetti

Es geht in dieser Arbeit um jene Psychopathologie, die sich nicht als bloße Beschreibung der Krankheit, sondern als Weg zum Kranken aus der Einsicht in die Krankheitsform versteht; und es geht ferner um jene Psychotherapie, die bei allem psychodynamischen Denken Formen und Verläufe der Psychose als den Rahmen erblickt, der unserem Verstehen Grenzen setzt.

Zur psychoanalytischen Denktradition gehört es, psychodynamische Aspekte nicht nur der neurotischen, sondern auch der schizophrenen Psychopathologie vom Gesichtspunkt der *Regression* zu betrachten. Einige Beispiele mögen das verdeutlichen: Man hat die schizophrene Spaltung als *Regression* auf die schizoparanoide Kindheitsphase, wie sie *M. Klein* beschreibt, zurückgeführt. Transitivismus und Appersonierung wurden als *Regression* auf postnatale Erlebnisse der psychischen Symbiose erklärt, wo das Kleinkind angeblich zwischen Innen- und Außenwelt nicht unterscheidet. Man hat den erwachsenen Autismus als *Regression* auf die autistische Entwicklungsphase von *Mahler* zurückgeführt. Die sog. «therapeutische Symbiose», von der *Searles* berichtet, wurde als *Regression* auf die frühkindliche Symbiose verstanden. Der Regressionsbegriff hat seinen wahrsten Triumph dort gefeiert, wo man diesem Gedankengang folgend gesagt hat, daß nicht nur der Patient, sondern auch der Psychotherapeut regrediert sei, weil auch dessen Erlebnisse und Redeweisen in der Psychotherapie regressiver Natur seien!

Schon lange vor diesem psychoanalytischen Begriff einer ontogenetischen Regression, die der schizophrenen Psychopathologie zumindest in einigen wesentlichen Aspekten zugrunde liegen müsse, hat der anthropologisch denkende Psychiater Alfred Storch in den 20er Jahren weite Gebiete der schizophrenen Psychopathologie ebenfalls als Regression, diesmal aber auf phylogenetisch-archaische, magische Denkstufen aufgefaßt, indem er schizophrene Denkformen und -inhalte mit solchen primitiver Völker verglich und meinte, dabei Zusammenhänge zu erfassen.

Psychodynamische Theorien sind mehr als geistreiche Modelle, wenn sie uns die Möglichkeit geben, den Kranken verstehend zu helfen.

Diese Hilfe findet man in der dialektischen Umkehr des andernorts fundierten Regressionsbegriffes: d. h. in der *progressiven Psychopathologie*. Darunter verstehe ich freilich nicht nur den therapeutischen Fortschritt, welcher als Progression die Regression aufhebt. Es ist vielmehr auch eine Zweigleisigkeit und eine *Neuausgabe der Psychopathologie* beim sich entwickelnden Patienten, die formal der prätherapeutischen ähnlich ist, sich aber noch *der psychotischen Formen bedient, um dadurch doch «antipsychotische Intentionen» auszudrücken,* d. h. authentische kommunikative Inhalte zu äußern und zu integrieren, welche in ihrem zaghaften Beginn wie eine «Dualisierung des Autismus» sind, und buchstäblich genommen in der symbolisierenden Sprache fast wie eine therapeutische «folie à deux» aussehen können. Daher entsteht der Eindruck der stellenweise regressiven psychotherapeutischen Situation des Arztes, die jedoch eine neue, eine «umgekehrte Vektorialität» in der früher desintegrierenden und destrukturierenden Schizophrenie aufweist.

Daraus ergibt sich ein therapeutischer Sinn: Wir nehmen uns dialogisch und mitgestaltend einer solchen «progressiven Psychopathologie» an, anstatt sie reduktiv zu interpretieren oder gar physikalisch zu beseitigen.

Psychopathologie als Schritt nach vorne zu betrachten, stellenweise als Kind der Kommunikation, über das Kommunikation weiterschreitet, ist eine ungewöhnliche Sicht: Sie bedeutet, daß kommunikative Schritte aus der Psychopathologie der Ichdemarkation, der Ichkonsistenz, der Ichkohäsion und der menschlichen Identität, um hier die so anschauliche Sprache von Scharfetter zu gebrauchen, in die Norm der Person und der Dualität in der Psychotherapie nicht fließend geschehen, wie dies der Fall wäre, wenn sich Psychopathologie in der Einsicht und im Dialog schrittweise auflösen würden. Die kommunikativen Übergänge müssen sich vielmehr durch dasselbe Medium, das sie transzendieren wollen, auch gestalten lassen, um dem gleich zu werden, was sie überwinden wollen, so, wie übrigens die Psychotherapeuten selber in eine eigentümliche symmetrische Beziehung zu den Patienten treten müssen. Die Psychopathologie wird in dieser Sicht als Raum der Kommunikation akzeptiert, sie wird durch die Intentionen, die sich in diesem abnormen Raum formen, *progressiv;* und sie ist in dieser Form der *progressiven Psychopathologie* eine Herausforderung an jene konservative Umwelt, die sich über das Nicht-Angepaßte auflehnen mag und es durch Sedation nur beseitigen will, statt darin auch einen Keim der Bewegung zu erkennen.

Im folgenden werden drei verschiedene Beispiele progressiver Wahnbildung dargestellt und schließlich das Thema der progressiven Halluzination noch gestreift.

A) Eine schizophrene Kranke, die Mordimpulse gegen sich und ihren Psychotherapeuten verspürte, malte ein Bild, wo die als Kreuzritter oder als

Wikinger verkleideten *Worte* des Psychotherapeuten die am Boden liegende Kranke erstechen. Das Bild war ungeheuer farbenreich, es drückte eine tragische Tiefe und dramatische Bewegtheit aus, welche dem Erleben der Patientin während den psychotherapeutischen Sitzungen entsprach, wo sie das Gefühl hatte, sie fülle mit ihrer latenten Bosheit alle Gebärden, alle Worte ihres Therapeuten so aus, daß alles, was dann von diesem auf sie zukomme, wie ein Spiegel ihres Selbst sei, Tod und Bedrohung.

Auf einer ersten Ebene der *regressiven* Psychopathologie konkretisierte sie also eigene negative Impulse als Krieger und projizierte diese auf den Therapeuten, dessen Worte sie, die Patientin, töteten. Würde aber nur diese Sinn-Ebene gelten, dann müßte die Patientin den Projektionsträger so ablehnen wie ihre eigenen gefürchteten Impulse und eine rein negative Übertragung entwickeln.

Dem war aber gar nicht so! Die Kranke sehnte sich nämlich nach nichts in der Welt so sehr als danach, den Worten ihres Psychotherapeuten zuzuhören! Im psychotherapeutischen Gespräch zeigte sich auch, daß der Psychotherapeut durch seine Worte die Patientin in ihrem Erleben fast zu Tode erschütterte, und daß er auf diese Weise die erschütternde Tat stellvertretend für sie ausführte, sie somit von ihren Schuldgefühlen befreite und ihre Aggressivität überwand.

Allmählich wurde hier der Unterschied zwischen paranoider Projektion und der im Bild dargestellten *symbolischen Symmetrie* klar: In der paranoiden Projektion werden eigene Es-Impulse regressiv an den Partner delegiert, der so zum negativen Objekt wird, damit das kranke Selbst dieses los wird, sich als ein Opfer verstehen und so an Selbstidentität gewinnen und an Selbstkohärenz zunehmen kann.

In der «symbolischen Symmetrie» werden aber eigene negativ erlebte Ichteile in einen primär angenommenen psychotherapeutischen Partner verlegt, um dort eine Fusion mit der Person des Partners, im Sinne eines psychischen Transplantates, zu erfahren. Die Integration zwischen guten und bösen Selbstteilen, die intrapsychisch infolge der Spaltung nicht gelingt, ist erst durch die Person und in der Person des Partners möglich, welcher z. B. schreckliche, ja sogar scheinbar todbringende Worte ausspricht, die doch heilen und retten. Dieser Partner macht sich der Patientin zuliebe *ihr* gleich, trägt die Spitze *ihrer* Aggression, sublimiert diese aber im eigenen psychischen Stoffwechsel der Liebe. Die Mordimpulse der Patientin schwärzten die Worte des Therapeuten zwar an, die eben zu gefährlichen Rittern wurden; dadurch aber, daß die Patientin nicht umhin konnte, diese trotzdem anzunehmen, gewissermaßen eine Liebesleistung zu vollbringen (die ihr sonst unmöglich war), kam es zu einer echten Psychosynthese von guten und bösen Selbstteilen: Nicht im intrapsychischen Selbst, sondern in dessen Transplantat, innerhalb der therapeutischen Person. So konnte die

Patientin den dem Therapeuten «leihweise übergebenen» eigenen aggressiven Selbstteil später zurücknehmen, re-introizieren, das aber erst nach der symbiotischen Anreicherung. Transitivismus und Ich-Du-Verwechslung, an sich psychopathologische Phänomene, haben hier eine Funktion der Verwandlung, die in einem bloß rationalen, steril gesunden Milieu nicht stattfinden konnte.

Dieses erste Beispiel deutet an, daß man unter einer *progressiven Wahnidee* eine solche versteht, die im Verlaufe der Psychotherapie als Trägerin der Beziehungsdynamik entsteht und die sowohl das negative Potential der Psychose enthält wie auch die Möglichkeit, aus dieser Negativität heraus, aus diesem Einzigen, das dem Kranken zur Verfügung steht, Dualität zu stiften und also fortzuschreiten. Die progressive Wahnidee entsteht nicht aus der regressiven Tendenz zu projektiver Wiederholung der Psychopathologie, sondern aus einer unbewußten Übertragungshoffnung.

In einer ganz anderen Weise findet ein ähnliches Geschehen beim zweiten Beispiel statt.

B) Eine Patientin lebte in einem «Wahnlabyrinth», das aus Röhren bestand, die sich in alle Winkel der Welt hineinverästelten und den Menschen zum Gefangenen einer monströsen Mechanik machten. Die Röhren waren auch menschenfressende Pflanzen, die das Blut der Patientin aussaugten, um es in einem riesigen, unübersichtlichen Kreislauf zirkulieren zu lassen. Das Labyrinth hatte den wahnhaften Sinn, sie, die aus allen und allem ausgegliederte Patientin, mit dem Weltall zu verbinden (reparativer Charakter des auch destruktiven Wahnes). In einer solchen entgrenzenden Verbindung war aber die Kranke außerstande, Nahrung für ein Universum zu spenden, das wie ein ungeheuerliches Anhängsel sie belastete, und sie war zu einem gemeinsamen Tod mit dem ihr parasitär aufgepfropften Weltall verdammt. Das schreckliche Siechtum mußte zum endgültigen Augenblick des Todes führen, wo schließlich der Deus ex machina, welcher die ganze infernalische Weltmaschine steuerte, ihr, der Kranken, erscheinen würde. Dieser Deus ex machina war aber das eigene Totengerippe, das eigene Skelett, das ihr im Augenblick des definitiven Unterganges in der Gestalt eines banalen Wasserleitungsinstallateurs erscheinen würde.

Soweit der Wahn, der zunächst als die maligne, *regressive* Gestalt einer narzißtischen Liebesunfähigkeit erschien, welche angesichts der unmöglichen Aufgabe, die Welt zu lieben, diese regressiv als blutsaugenden Parasiten erleben ließ.

Im Verlaufe der Psychotherapie, wo die Ärztin lernte, das arme Opfer der höllischen Maschine sowohl tief anzunehmen, wie auch dessen Destruktivität zu demaskieren, begann die Kranke, von ihrer Negativität Abstand zu nehmen und das Bedürfnis zu spüren, ihrer Therapeutin etwas zu geben, anstatt von andern nur ausgesaugt zu werden. Zeitweise richtete sich freilich die sonst dem eigenen Selbst geltende Aggressivität gegen die Retterin, welche ihr dann als der personifizierte gefährliche Wasserleitungsinstallateur erschien. Eine neue Wahnidee freilich, aber eine *progressive!* Denn die Ärztin war dadurch mit dem inneren Gerippe der Kranken eins geworden, mit dem geheimnisvollen inneren Objekt, das die Patientin intrapsychisch spaltete, ohne die Möglichkeit einer dialogischen Beziehung zu ihr zu stiften. Nun sprach dieses symbolisierte Gerippe zu ihr! Und es sprach, zum Erstaunen der Kranken, kein Todesurteil aus, sondern es regte an, ob sie beide, Patientin und Ärztin, als Wasserleitungsinstallateure eine Arbeitsgemeinschaft bilden könnten, um die schreckliche Maschine gemeinsam zu steuern. Die von der Patientin in die Therapeutin verlegten bösen Anteile des Selbst wollten also mit den von der Therapeutin in die Patientin verlegten guten Anteile des Opfers zusammenarbeiten, ja sich ihnen psychosynthetisch zuordnen.

Nach einigen Sitzungen, in denen das übliche Hin und Her von Anklagen und sinnerweiternden Antworten stattfand, begann die Kranke eine neue, *progressive Wahnidee* zu äußern: Ob der Gang der Maschine so umgeschaltet werden könnte, daß ihr eigenes Blut ihr zurückgeschenkt würde? Ob die Ärztin, um sie zu retten, einige Tropfen ihres Blutes dazu mischen könnte, damit das Blut nicht zu Gift würde?

Die Ärztin antwortete, daß das Gespräch selber eine solche Transfusion sei, und daß die Angst der Patientin, die Röhren könnten das Blut in Gift verwandeln, nicht unbegründet sei. Es gebe schadhafte Stellen in den Röhren, es gebe Klippen und Gefahren der Kommunikation, dafür seien eben zwei Wasserinstallateure nötig!

Im weiteren Gespräch, das sich über viele Stunden hinzog, war die Patientin stellenweise nicht imstande, sich von ihrer Ärztin zu unterscheiden, den einen von dem anderen Installateur abzugrenzen; Teile der Partnerin waren in ihr und viceversa.

Progressiver Transitivismus und *progressive Appersonierung* machten die regressive Psychopathologie zu einem archaischen Kanal der Kommunikation, wo die Kranke gute Selbstteile erst draußen, in einem Bereich mitmenschlicher Zuwendung, als solche erleben konnte, um sie dann zu sich zu nehmen. Sie spürte, daß sie die Welt ernährte und zugleich von ihr ernährt wurde. Die Therapeutin machte durch ihre progressiven Phantasien immer mit, aber nie so, daß sie den Wahn als solchen je bestätigt hätte, sondern in dem Sinne, daß sie *die in den konkreten Wahnideen enthaltenen Kommunikationsmodelle immer erspürte und durch entsprechende Angebote beantwortete.* Sie behandelte das Anliegen der progressiven Wahnidee als Ausdruck der unbewußten therapeutischen Kompetenz der Patientin.

C) Drittes Beispiel: Ein Schizophrener, der äußerst aggressiv war, halluzinierte in seiner zerfahrenen Welt ein «Raumschiff», das ihn entführen und ihn zu «seiner wahren Heimat» zurückbringen sollte. Dieser Mann verstand ein solches Heimatland als eine Orgie der Gewalt. Mitten in den Qualen seiner Psychose, wo er sich in zwei Personen, einen Verfolger und einen Verfolgten, gespalten fühlte, wollte er die «langweilige Erde» loswerden. Er meinte, daß er nach der Zerstörung aller mitmenschlichen Bilder eine grandiose, unvorstellbare Kraft erlangen würde. Es schien für ihn ein Genuß zu sein, seine mageren Arme zu betasten, die er mit denjenigen eines Tarzans verglich. Der Arzt machte ihn auf die desolate Einsamkeit und faktische Kraftlosigkeit des unglücklichen Tarzans aufmerksam, was den Patienten geradezu in Raserei brachte. Währenddem er so fauchte und tobte, bedeutete ihm der Psychotherapeut, daß er, der verfolgte Verfolger, sich nach dem phantastischen Raumschiff sehnte, das ihn zurück ins Land der Verfolger bringen würde, wo er aber nie *ganz* sein konnte, weil die andere Hälfte seiner Person hier, auf unserer Erde zurückbleiben müßte, als das Opfer seiner eigenen Gewalt.

Wie aber – fragte ihn der Psychotherapeut oft – wenn er sein Selbst bei den Mitmenschen suchen würde; wie, wenn man dem Verfolgten eine Hütte, statt dem Verfolger ein Raumschiff bauen würde?

Nachdem dieses Thema mit vielen Variationen trotz des Zornes des Patienten und seiner *regressiven* «Triebdeneutralisierung» (so bezeichnet die Psychoanalytikerin Jacobson die psychotische Aggressivität) besprochen wurde, begann der Kranke allmählich schweigsam zu werden. Eine interessante Änderung vollzog sich in ihm, eine *progressive Wahnidee.* Während er früher in erster Linie der Verfolger war, der im Grunde nur noch gegen sich selber wüten konnte, fing er an zu sagen, daß er einst etwas Schreckliches begangen hätte – welches ihm das Recht, unter uns Menschen zu existieren, verwehren würde. Es gebe für ihn keine Einladungskarte zu der menschlichen Gesellschaft. Er könne nur unter der Bedingung unter den Menschen weilen, sich hier als ein Fremder, als ein Aussätziger zu fühlen, welcher seinen Mitmenschen nichts geben könne: denn er habe ihnen nur «Mord gegeben». Der Psychotherapeut antwortete, daß er bei ihm bleiben wolle, ohne jeglichen Anspruch, etwas von ihm zu bekommen, auch dann, wenn er kein Wort mehr sagen könne. Der Psychotherapeut sei bereit, die Bedingung zu erfüllen, seine Hoffnungs- und Aussichtslosigkeit radikal mitanzusehen. Dann begann der Kranke seinen neuen Wahn zu äußern: Der Planet, auf den das Raumschiff ihn bringen wollte, sei nichts anderes als die Erde, wie sie vor Jahrzehnten war, als er, ein grausamer Offizier, andere Menschen zu Tode gefoltert habe. Deswegen sei er jetzt von einer Instanz, die in ihm selber wohne, dazu verurteilt, nur noch zu leiden. Noch vor dem Beginn der Psychotherapie habe er nichts von sich gewußt, sich nur danach gesehnt, ein Verfolger zu sein. Nun wisse er, dank der Zuwendung seines Arztes, daß es diesen Ausweg für ihn nicht gäbe. Vielmehr müsse er das Leiden des Opferseins bis auf den Grund kompromißlos erfahren.

Obwohl der Kranke von seinem Raumschiff nicht mehr «ver-rückt» werden wollte, wirkte er durch seine krankhaften «Reminiszenzen» nicht weniger verrückt. Aber die primären Schizophreniesymptome, wie die Spaltung, die Zerfahrenheit, gingen Hand in Hand mit der Entwicklung des *progressiven Wahnes* zurück. Die progressive Funktion des Wahnes war eine doppelte: Sie stiftete erstens innerhalb seiner Subjektivität Sinn im Unsinn, sie bot ihm, dem zerfahrenen Patienten, die Möglichkeit, sich einheitlich zu verstehen. Wenn auch sein Selbstverständnis noch in einem seltsamen metaphysischen System eingegliedert war, so konnte er darin doch zu sich kommen und ruhig werden. Zweitens bedeutete die progressive Wahnidee eine wesentliche Brücke zum Begriff und zu der Erfahrung der Mitmenschlichkeit. Im weiteren Verlauf der Psychotherapie verschwand schließlich auch der progressive Wahn, nicht etwa in dem Sinne, daß der Kranke ihn als solchen erkannt hätte, sondern in dem anderen, daß er meinte, das alles sei nun weit weg von ihm, die menschlichen Grenzen seien rekonstruiert und würden ihn von seiner fernsten Vergangenheit trennen.

In dieser Therapie wurde nur scheinbar vom Wahn allein gesprochen; doch war im Gespräch auch die Spaltung, die Depersonalisation, der Transitivismus, die Appersonierung, der Autismus mitgemeint. Nun noch ein Wort zu der progressiven Halluzination. Man weiß, daß Sinnestäuschungen die notwendigen Begleitfolgen der primären Symptome sind: Wie anders, wenn nicht sinnlich deformiert, kann eine gespaltene, entgrenzte oder autistisch vermauerte Welt erfahren werden?

Was aber, wenn diese Halluzinationen im Verlaufe der Krankheit beginnen, die Intentionen der Psychotherapie selber auszudrücken? Wenn der Patient z. B. «aus der Ferne» Deutungen seines Psychotherapeuten halluziniert, mit denen er dann in der folgenden Stunde wohl einverstanden ist, ja, die er sogar besser findet als die realen?! Wie, wenn eine hartnäckig refusierte Einsicht sich dann auf einmal wie ein «Sonnenstrahl», der die Zimmerdecke und den Bauch des Genesenden perforiert, dem Patienten aufdrängt? Man hat dann den Eindruck, die *progressive Halluzination* sei mächtiger als das Angebot einer Einsicht; sie ist kein dünner Gedankengang, sie durchbricht die Mauer der Psychopathologie, weil sie als Halluzination dieselbe Macht besitzt, die früher für den Kranken die psychopathologische Evidenz hatte. Die Psychose in antipsychotischer Ausrüstung!

Es gab einen Fall, wo das Depersonalisationsgefühl einer Kranken innerhalb einer Halluzination verschwand, in welcher sie etwas erstmals scharf sehen und hören konnte; sie halluzinierte die Gesichter einer

Vergangenheit, die einst verdrängt, durch das psychotherapeutische Gespräch nacherlebbar gemacht wurde; die Pseudowirklichkeit, die in der Psychose sie wie Watte umfing, wurde erst durch eine «wirkliche» Sinnestäuschung durchbrochen.

Zum Schluß folgende Überlegung: Psychotherapie der Psychosen ist nicht notwendigerweise eine Rückführung auf die Kindheit. Wie die Psychose kausal auch bedingt sein mag, und ob auch manche biologische Faktoren im Kräftespiel sein mögen, es gibt in ihrem Raum genügend psychische Dynamik, die uns Hebel anbietet, um psychosynthetische Kräfte zu mobilisieren, die vielleicht sogar auf die biologischen Substrate des Leidens wirken – denn es gibt wahrscheinlich keinen Einbahnweg in die eine oder die andere Richtung.

Literatur

Für das Problem der Regression in der Schizophrenie siehe:

Arieti, S.: Interpretation of Schizophrenia. Basic Books, New York, 1974.

Grinstein, A.: The Index of Psychoanalytic Writings, 1957–1973. Intern. Univ. Press, New York.

Für das Problem der progressiven Psychopathologie siehe:

Benedetti, G.: Todeslandschaften der Seele. Vandenhoeck & Ruprecht, Göttingen, 1983.

Storch, A.: Das archaisch-primitive Erleben und Denken des Schizophrenen. Springer, Berlin, 1922.

Diskussion

Anläßlich des dritten geschilderten Patienten wird auf entwicklungspsychologische Erkenntnisse von Melanie Klein hingewiesen, nämlich, daß die Progression von schizoid-paranoiden Beziehungen aus zur depressiven Position hin gehe (Eggers, Essen). Ein solcher Vorgang wäre nach dem Referenten bei diesem Patienten in der abgespaltenen negativen Seite der Verfolgung zu sehen, die später einbezogen wird, dadurch zur Depressivität führt und gleichzeitig einen tieferen Zugang zur Realität ermögliche.

Von psychoanalytischer Seite wird darauf hingewiesen, daß in den drei Fällen, wo progressive Wahnideen auftauchen, Übertragungsdeutungen vorausgingen, die den Patienten zu erkennen gaben, daß der Therapeut sich auf die Welt der Metaphern des Patienten einstellen und einen Sinn darin finden konnte, wodurch eine echte Kommunikation ermöglicht und damit auch eine Angstminderung erreicht wurde (Henseler, Tübingen). Der Referent bekräftigt die Bedeutung der Gegenübertragung und die daraus resultierende Gegenidentifikation des Patienten mit dem Erleben des Arztes, die deshalb so wichtig ist, weil der Arzt ein kohärentes und ein konsistentes Ich darstellte, mit dem das desintegrierte Ich des Patienten sich wie in einer Matrix identifizieren kann, somit wieder an Struktur gewinnt.

Ich-Psychopathologie

Multivariate Datenanalyse zu einem phänomenologischen Konzept

C. Scharfetter, A. Weber

Das phänomenologische Konstrukt

Die seit 1976 verschiedentlich dargestellte Ich-Psychopathologie des schizophrenen Syndroms ist ein klinisch-psychopathologisches Konstrukt, das die Vielgestaltigkeit von Erleben und Verhalten schizophrener Menschen in einer für das Verstehen und die Therapie relevanten Weise zu ordnen versucht (5). Hier sind die fünf basalen Aspekte des Ich-Bewußtseins im psychopathologischen Konzept, gedacht als hierarchisches Modell, rekapituliert.

Tabelle 1: Ich-Psychopathologie

Ich-Vitalität:	Angst vor dem oder Erleben vom eigenen Absterben, Tod, Untergang, Nicht-mehr-sein, Weltuntergang, Untergang anderer Menschen.
Ich-Aktivität:	Fehlen der Eigenmächtigkeit im Handeln und Denken. Fremdsteuerung, -beeinflussung, Kontrolle im Handeln, Erleben, Fühlen, Denken. Lahmgelegt-sein. Besessen-sein.
Ich-Konsistenz:	Aufhebung des Zusammenhangs des Leibes oder seiner Teile, der Gedanken-Gefühlsverbindungen, der Gedankenketten, der Willens- und Handlungsimpulse, der Seele, der Welt, des Universums.
Ich-Demarkation:	Unsicherheit, Schwäche oder Aufhebung der Ich-Nicht-Ich-Abgrenzung, Fehlen eines (privaten) Eigenbereichs im Leiblichen, im Denken und im Fühlen. Störung der Innen-Außen- und Eigen-Fremd-Unterscheidung.
Ich-Identität:	Unsicherheit über die eigene Identität, Angst vor Verlust der eigenen Identität, Verlust der Identität. Physiognomische und Gestaltänderung, Geschlechtsänderung, Verwandlung in ein anderes Wesen, Änderung der Herkunfts-Identität.

Empirie

Empirie hat die Aufgabe, den psychologischen Anschauungsraum von fünf Aspekten des Ich-Bewußtseins (IBW) in einen mathematisch berechenbaren geometrischen Raum überzuführen.

Alle diese empirischen Studien haben pilotartigen, exploratorischen Charakter – sind Stadien der Modellbildung. Daher wird hier auf eine detaillierte Analyse der Stichprobe hinsichtlich diagnostischer Voraussetzungen, Erkrankungstyp, Psychopathologie, Dauer, Behandlung etc. verzichtet.

Bisherige empirische Studien

Die Schritte und Ergebnisse der bisherigen empirischen Studien sind hier nur kurz genannt, da sie schon an anderer Stelle dargestellt sind (5).

Die empirische Beforschung begann mit der Konstruktion des Erhebungsinstrumentes (Ich-Psychopathologischer Fragebogen IPP) auf der Grundlage zahlreicher psychopathologischer Protokolle aus Gesprächen mit Schizophrenen.

Im Verlaufe der Studien entwickelte sich der Fragebogen von einem Instrument zur standardisierten Erhebung nach fixem Schema zu einer Itemsammlung als Grundlage eines freien klinischen Interviews, dessen Beobachtungen mittels eines Ratingmanuals dokumentiert werden.

Tabelle 2 zeigt aus jeder Schicht des Ich-Bewußtseins ein Beispiel.

Tabelle 2: Fragebogen zu Ichbewußtseinsstörungen (IPP) (ein Beispiel pro Schicht)

Vitalität:	Ich fühlte mich sterben und versuchte, das durch forciertes Atmen aufzuhalten
Aktivität:	Meine Bewegungen wurden von anderen gemacht
Konsistenz:	Ich war eine strukturlose Masse, die zerfloß
Demarkation:	Ich wußte die Grenze zwischen Ich und Nicht-Ich nicht mehr
Identität:	Meine Gestalt veränderte sich

Tabelle 3: Fragebogenentwicklung (IPP 1–4)

IPP 1	Standardisiertes Interview, nach Schichten geordnet 50 Items
IPP 2	Standardisiertes Interview, nach Schichten 169 Items Verbesserung der Trennschärfe (Formulierungen)
IPP 3	Freies Interview Itemsammlung nach Schichten Zusatzfragen zur Zuordnungsverbesserung 54 Items (Reduktion durch inhaltliche Zusammenfassung)
IPP 4	Freies Interview Itemsammlung nach Bereichen (Denken) und Schichten 53 Items Ratingmanual Videotrainingskurs

Tabelle 3 skizziert die Entwicklung des Erhebungsinstrumentes von IPP 1 zu IPP 4.

Eine externe Validierung des Testes besteht noch nicht. Die Testreliabilität ist, verglichen mit ähnlichen Instrumenten, mit Kappa > .5 akzeptabel.

Die Interraterreliabilitäten ließen sich durch die Verbesserung des Fragebogens, der Itemwahl und -formulierungen schrittweise verbessern (Tabelle 4).

Tabelle 4: Testreliabilität Kappa >.5 (Itemzuweisung durch 2 × 20 Rater)

Interraterreliabilitäten

Fragebogen	Rater	U-Gut	Kappa	Übereinstimmungs-%
IPP 1	2	100 Protokolle	.32	66
IPP 2	3	20 Krankengesch.	.46	75
IPP 3	2	40 Krankengesch.	.6	85

Tabelle 5: Verteilung der positiven Antworten (in Prozent)

	Phase I		Phase II	
	100 Interviews[1]	100 Protokolle[2]	20 KGs[3]	60 KGs[2]
Vitalität	59	52	70	58
Aktivität	86	74	100	95
Konsistenz	85	59	60	34
Demarkation	89	42	70	29
Identität	78	48	75	46

[1] Minimum 2 positive Antworten per Dimension

[2] Mittel von 2 Ratings

[3] Mittel von 3 Ratings

Das bisherige Untersuchungsgut (Probanden = Versuchspersonen VP, Protokolle, Krankengeschichten) und die ersten Häufigkeitsauszählungen sind in Tabelle 5 dargestellt.

Multidimensionale Auswertung

Nach dem dreistufigen Modell der wissenschaftlichen Analyse von Coombs (2) werden die aufgezeichneten Beobachtungen (recorded observations) in der zweiten Phase dadurch zu Daten, daß sie in ein Modell eingebaut werden, das die Relationen zwischen den beteiligten Objekten (hier Probanden und Items) ergibt. Die Beziehung der Elemente des geometrischen Raumes (Punkte oder Vektoren) werden entweder – im Fall von Vektoren – durch das Skalarprodukt als Grundlage der Faktorenanalyse (FA) abgebildet oder – bei Raumpunkten – durch Distanzangaben durch sogenannte multidimensionale Skalierung (1, 3, 6).

In unserer Studie wurde die Faktorenanalyse über zwei Teilstichproben von je 50 Patienten berechnet. Es ergaben sich nur ungenügende Varianzaufklärungen. In beiden Untersuchungsgruppen ergab sich nur ein deutlicher Faktor (18 resp. 26% der Varianz, Ähnlichkeit der Faktorenstruktur .9): er enthält Außensteuerung und Zerstörung der Ich-Grenze, also Störungen der Aktivität und Demarkation. In Stichprobe 1 bildete sich ein einheitlicher Faktor Vitalität ab (nicht aber in der Stichprobe 2). Das psychopathologische Fünfschichtenmodell ist also durch die FA nur teilweise empirisch reproduzierbar.

Bei der *Cluster-Analyse* zeigte sich in beiden Stichproben ein deutlicher Cluster aus Items der Schicht Aktivität und Vitalität. In der 1. Stichprobe wurde auch ein deutlicher Cluster von Demarkations- und Identitätsitems gefunden. Somit ließ sich die theoretische psychopathologische Einteilung empirisch einigermaßen reproduzieren.

Neue Methodik: Boolesche Faktorenanalyse

Die Boolesche FA (4) ist ein direktes (nicht transformierendes) Datenmodell, das eine einfache Elementenbeziehung zwischen Probanden bzw. Items und «Syndromen» herstellt. Diese FA sucht nach einer Gemeinsamkeit von Proband und Variable, davon ausgehend,

1. daß jedes Item mindestens einem Syndrom zugehört (Syndrom verstanden als Itemkombination, getragen von VP).
2. daß jeder Proband, der überhaupt eine Ja-Antwort gibt (die Daten werden als Ja/Nein-Antworten dichotomiert), mindestens einem durch die Items konstituierten Syndrom angehört.

Jede VP, die überhaupt Ja-Antworten gibt, hat also eines oder mehrere Syndrome. Denn die VP bejaht ein Item nur dann, wenn das Item zu mindestens einem Syndrom gehört, das die VP hat.

Gruppen seltener Items werden zu reinen Syndromen zusammengefaßt. Häufige Items sind eher unspezifisch (in Hinblick auf theoretische Zugehörigkeit zu einem IBW-Syndrom). Die Items können fest einem bestimmten Syndrom zugewiesen werden. Die Boolesche FA sucht dann eine optimale Zuweisung der Störung (Syndrome) auf die VP. Mit diesem Verfahren kann man die Schichtzugehörigkeit der Items und auch der Probanden solange umverteilen, bis die für die gegebene Syndromzahl optimale Zuweisung gefunden ist.

Tabelle 6: Träger von Itemansammlungen (d.i. Syndromen)

7 VP spezif. u. unspezif. Items	
13 VP spezifische Items Körper-Sy., V,A,I	6 VP spezifische Items V,K
16 VP Items aus allen Schichten (Gedanken-Sy., mannigfacher Wahn, Spannung, Angst)	

Die Boolesche FA führt an der neuesten Stichprobe von 50 VP zu folgender Gruppierung der Probanden nach ihrer Eigenschaft als Träger von Itemansammlungen (d. i. Syndromen): (s. Tabelle 6)

1. 8 VP bejahen fast keine Symptome.
2. 16 VP (BDE-Gruppe) haben unspezifische, d. h. nicht ausschließlich einer Schicht zugehörige Items und Items aus verschiedenen Schichten (25 Items insgesamt).
3. 26 VP haben außer den eben genannten unspezifischen Items (Symptomen) und 5 Begleititems (die V, A, K, I betreffen) spezifische, nur ihnen zugehörige Items.

Nach diesen kann man diese Probanden unterteilen in 3 Teilgruppen:

- 14 VP mit 6 spezifischen Items, die alle die körperlichen Austragungsformen von IBW-Störungen betreffen.
- 5 VP mit 6 spezifischen Items, die hauptsächlich die Schicht K betreffen.
- 7 VP haben die spezifischen Items der beiden vorgenannten Untergruppen gemeinsam.

Die Boolesche FA kristallisiert also bei der Probandengruppierung nach ihrer Itembesetzung 2 «reine», d. h. nur bei diesen VP vorkommende Syndrome heraus, deren eines vorwiegend durch Leibsymptome, das andere durch K-Aufsplitterung bestimmt ist.

Aber auch diese Träger spezifischer Items partizipieren an all den übrigen Items, die den verschiedenen theoretischen Schichten zugeteilt sind. Die Boolesche FA erreicht 80% Reproduktionsgüte (bzw. 20% Fehler).

Dazu wurden zwei Monte-Carlo-Studien mit 3000 Zufallsmatrizen gleichen Formates wie unsere Rohdatentabelle durchgeführt. Von diesen erreichten nach der Booleschen FA nur drei einen Fehleranteil von knapp unter 30%. Unser Wert von 20% ist somit höchst signifikant gegenüber der Annahme reiner Zufälligkeit.

Gruppierung der Probanden mit einem Ähnlichkeitskoeffizienten

Die von der Booleschen FA vorgenommene Probandengruppierung hilft bei der Interpretation der Verteilungsmuster der VP, abgebildet mittels eines Profil-Ähnlichkeitskoeffizienten.

Hier bildet sich die Kerngruppe mit den spezifischen Items ab (wobei die 3 Untergruppen aneinander lagern). An der Peripherie liegt die Gruppe der VP mit den unspezifischen Items (die selbst wieder dreigeteilt werden kann, was hier nicht ausgeführt ist). Daraus ergibt sich eine hierarchische Folge von leichter zu schwer gestörten VP (Abb. 1).

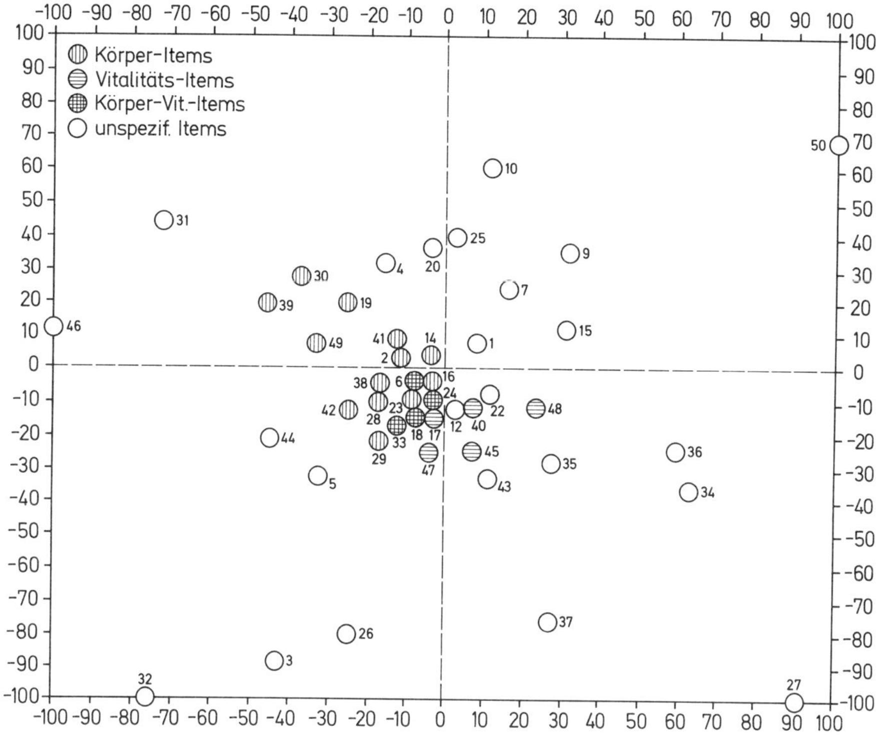

Abbildung 1

Zuerst (als am wenigsten schwere Symptomatologie) tritt eine Itemgruppe auf, die beinhaltet: alle Denkstörungen, gespannte Aufmerksamkeit, Weltuntergangsangst, Zerrissenheitsgefühl zwischen Gut und Böse. Dann folgt ein Syndrom, das sich aus Items der Schichten V, D, K, A konstituiert, und ein weiteres, das überdies Items der Schichten I, K, A-UK enthält.

Dann folgt die VP-Gruppe mit Items aus allen Schichten ohne die Items, die Körpersymptome und die «Sterben» (V) anzeigen. Dann folgt nach «innen» im geometrischen Raum die Kerngruppe mit den Körperitems (Veränderung, Zerreißen, Absterben, Totsein), ferner die zweite VP-Gruppe mit spezifischen, nur bei ihnen vorkommenden Items (ohne Körperitems) von Sterben und Tod (V-Items) und schließlich die VP-Gruppe, die alle unspezifischen und spezifischen Items aufweist.

Die klinische Interpretation dieser Gruppierung ist erst in Ausarbeitung. Eine schwer betroffene, ihre Ich-Desintegration vorwiegend in Körpersymptomen austragende Kerngruppe mit Vitalitäts- und Konsistenzstörungen abzuheben, erscheint kongruent mit dem Bild der akuten schweren katatonen Formen der Schizophrenien. Eine andere erlebt ihre Ich-Störung in weniger «ans Leben» gehenden Austragungsformen, Denkstörungen, verschiedenen wahnhaften Interpretationen von Selbst und Welt. Die Korrelationen dieser Gruppen zu Ersterkrankungsalter, klinischem Typ, Schwere der Erkrankung und Verlauf müssen erst evaluiert werden.

Itemrelationen in multidimensionaler Skalierung

Als Alternative zur Booleschen FA wurden Itemrelationen unter Verwendung verschiedener Ähnlichkeitskoeffizienten mittels MDS graphisch abgebildet. Dabei kommen diejenigen Items zueinander zu liegen, welche auch die Boolesche FA in Syndrome zusammenfaßt. Es zeigt sich hier, daß letztlich allen formalen Konzeptualisierungen von «Syndromen» das Zusammenauftreten von ganzen Symptomgruppen zugrunde liegt. Trotzdem kann darüber hinaus durch die Wahl bzw. rationale (Eigen-)Konstruktion eines Koeffizienten weitgehend determiniert werden, nach welchen Syndromen, bezogen auf eine Formalisierung des Begriffes, gesucht wird, bzw. was auf diese Weise «entdeckt» wird.

Die heute mitgeteilten Ergebnisse sind an der neuen Stichprobe von 50 VP erarbeitet und müssen noch an einer zweiten (wiederum 50 VP) reproduziert werden.

Literatur

1. Borg, I.: Anwendungsorientierte Multidimensionale Skalierung. Berlin, Heidelberg, New York, Springer 1981.
2. Coombs, C. H.: A Theory of data. – New York, Wiley 1964.
3. Lingoes, J. C., E. E. Roskam, I.: Borg, Geometric Representation of Relational Data. Ann Arbor, Mathesis Press 1979.
4. Mickey, M. R.: Programm P8M. In: BMDP Statistical Software. Los Angeles, University of California Press 1981.
5. Scharfetter, C., B. Brauchli, A. Weber: Ich-Psychopathologie des schizophrenen Syndroms. – Nervenarzt 53 (1982), 262–267.
6. Shepard, R. N., A. K. Romney, S. B. Nerlove: Multidimensional Scaling. Vol I & II. New York, Seminar Press 1972.

Diskussion

Die verbale Äußerung setzt ein relativ intaktes Ich voraus. Bei zerfahrenen oder sehr antriebsarmen Patienten ist das nicht der Fall. Würden sich die vorgelegten Ergebnisse ändern, wenn Patienten in die Untersuchung einbezogen werden, bei denen weniger gute Ich-Funktionen ausgeprägt seien (Biniek, Tübingen)? Referent erweitert diese wichtige Fragestellung durch die Frage nach der Ontogenese des Ich-Bewußtseins (Erfassung dieser Aspekte bei Kindern in ihren Entwicklungsstufen) und nach transkulturell bedingten psychopathologischen Gesichtspunkten. Nach entsprechenden Erfahrungen in Indien seien die Grundstörungen doch bei Schizophrenen nicht so sehr in spontaner Äußerung als auf Befragung hin zu erheben. Wichtig sei dabei die Beobachtung und Interpretation psychomotorischen Verhaltens.

Der Anregung, den vorgelegten Fragebogen auch bei anderen Gruppen (z. B. Depressiven) zu verwenden (Berner, Wien), wird durch den Referenten zugestimmt. Vor allem sollen zunächst Menschen untersucht werden, die Erfahrungen mit Drogen haben.

Es wird darauf hingewiesen, daß die vorgetragenen Konstrukte zur Beschreibung der Ich-Funktionen vor allem die Abgrenzung betonen, weniger die Beziehungsfähigkeit des Ich (Hinz, Tübingen). Referent betont, daß die Hierarchie der Reaktionen auf die Ich-Bedrohung eine Aussage zur Beziehungsfähigkeit erlaubt und dieser Aspekt im Rahmen der jeweiligen Ich-Psychopathologie beachtet werde. Hinweise auf entsprechende Unterschiede oder Ähnlichkeiten bei der Anwendung der Bellak-Skala (Straube, Tübingen) im Vergleich mit dem dargestellten Fragebogen des Referenten sind, auch wenn bestimmte Parallelen bestehen, schwierig zu beurteilen. Beiden Fragebögen liegen unterschiedliche Konstrukte zugrunde, in einem das psychoanalytische Freudsche Modell, im anderen ein klinisch-phänomenologisch psychopathologisches Konstrukt vom Ich. Insofern ist die Vergleichbarkeit sehr fraglich.

Syndromale Gruppierungen endogener Psychosen in genetischer Sicht

J. Angst, R. Baenninger, M. Nuesperli, C. Scharfetter, H.-H. Stassen

1. Einleitung

Die genetischen Untersuchungen endogener Psychosen gründen traditionellerweise auf der Kraepelinschen Klassifikation; eine Sonderstellung nimmt dabei die Kleist-/Leonhardsche Schule ein. In Zürich waren in den letzten Jahren verschiedene Arbeiten der Frage gewidmet, inwieweit sich Untergruppen schizophrener Psychosen auch genetisch differenzieren lassen. Die Resultate erwecken einen zwiespältigen Eindruck. Es sind zwar gewisse Unterschiede im Familienbild, z.B. beim Vergleich katatoner gegenüber paranoider Schizophrenien vorhanden (Angst und Scharfetter 1979). Unter Berücksichtigung der Verwandtschaft zweiten Grades zeigt sich aber auch viel Gemeinsames und allfällige Unterschiede sind statistisch bei üblicher Stichprobengröße nicht signifikant (Scharfetter 1982). Mehrere der Untersuchungen galten in diesem Zusammenhang den Mischpsychosen oder schizo-affektiven Psychosen, welche eine merkwürdige Mittelstellung zwischen Schizophrenien und manisch-depressiven Störungen einnehmen (Angst 1966, Angst et al. 1979 a, Angst et al. 1979 b, 1979 c, Angst 1982). Im Rahmen langfristiger Katamnesen ist die Dichotomie «Schizophrenie-Affektpsychosen» immer fragwürdiger geworden. Bei längerer Beobachtung zeigen sich bei vielen schizophrenen Erkrankungen zyklische affektive Züge und umgekehrt bei manisch-depressiven Störungen katatone oder paranoide Elemente. Man erinnert sich in diesem Zusammenhang wieder an die differential-diagnostischen Schwierigkeiten, auf die schon Kraepelin selbst hingewiesen hatte, und auch an die umfangreichen Monographien von Urstein. Auf jeden Fall führt das Studium schizo-affektiver Erkrankungen zu einem Überdenken der Kraepelinschen Klassifikation.

In der diagnostischen Klassifikation werden heute oft Querschnittsinformationen aus strukturierten Interviews in ihrem diagnostischen Wert überschätzt und anamnestische und katamnestische unterschätzt. Entsprechende Computerprogramme, wie z. B. das Catego-Programm von Wing et al. 1974, oder auch research diagnostic criteria werten bei der Klassifikation nur einen Bruchteil der zur Verfügung stehenden Information aus. In die Diagnostik des Klinikers hingegen gehen alle Eindrücke, Beobachtungen, Angaben, auch die anamnestischen, integral ein. Wegleitend ist dabei sicher die Ähnlichkeit des Krankheitsbildes und deren Typisierung. Unter Zuhilfenahme statistischer Verfahren will man wieder mehr auf den klinischen Ansatz zurückkommen und versuchen, endogen psychotische Patienten mit Hilfe von Clusteranalysen aufgrund ihrer psychopathologischen Ähnlichkeit zu gruppieren. Diese Gruppen sollen dann mit klinischen Diagnosen verglichen und beide hinsichtlich der Morbidität ihrer Verwandten analysiert werden. Eine Schwäche des Vorgehens liegt darin, daß die Klassifizierung der Sekundärfälle nicht in derselben Weise wie die Indexfälle vorgenommen wurde, sondern auf traditionellen ICD-Diagnosen beruht. Diesem Vorgehen liegt die Annahme zugrunde, daß die klassische ICD-Diagnostik doch eine gewisse Berechtigung hat. Vorzuziehen wäre natürlich eine identische Klassifikation von Probanden und Verwandten, vor allem, wenn man noch, wie im vorliegenden Fall, diese traditionelle Diagnostik in Frage stellen will. Eine diesbezügliche Untersuchung wäre sehr aufwendig und müsste die syndromale deskriptive Beschreibung sämtlicher Sekundärfälle im Längsschnitt umfassen.

2. Stichprobe

Die Stichprobe besteht aus 269 endogen psychotischen Probanden und 1577 Verwandten ersten Grades. Sie setzt sich aus konsekutiven Aufnahmen in die Psychiatrische Universitätsklinik Zürich zwischen 1970 und

Tabelle 1: Diagnostische Zusammensetzung der Probandengruppen

Diagnose (ICD 8. Revision)		Probanden (N)
295.1	Hebephrenie	33
295.2	Katatonie	38
295.3	Paranoide Schizophrenie	69
295.7	Schizo-affektive Psychosen	40
296.0 +.2	Unipolare Depressionen	59
296.3	Manisch-depressive Psychosen	30
	Total	269

1976 zusammen, wobei eine minimale Größe schizophrener Untergruppen von 30 angestrebt wurde. Tabelle 1 gibt eine Übersicht über deren diagnostische Zusammensetzung. Näheres findet sich in einer früheren Arbeit (Scharfetter und Nuesperli 1980).

3. Syndromale Gruppierung

Bei der Gruppierung werden die Patienten hinsichtlich ihrer aktuellen und anamnestischen Symptomatik verglichen und ähnliche Kranke in Gruppen zusammengefaßt. Mathematisch bedient man sich dabei eines durch Stassen entwickelten verallgemeinerten Ähnlichkeitsmaßes von Tanimoto, einer Transformation der Daten mit Hilfe der multidimensionalen Skalierung in einen metrischen Raum und anschließend der Clusteranalyse. Das Verfahren wurde kürzlich zur Klassifikation endogener Psychosen im Längsschnitt benutzt (Angst, Rzewuska und Stassen, Bonn 1981).

Der psychopathologische Befund wurde mit Hilfe des AMP-Systems aufgrund eines extensiven Inverviews unter Zuhilfenahme der PSE dokumentiert. Aus dem AMP-System wurden 77 psychopathologische und somatische Items berücksichtigt. Deren Auswahl geschah nach klinischen Kriterien diagnostischer Relevanz. In den Befund gingen jene Symptome ein, die anläßlich der aktuellen Krankheitsphase auftraten. Hatte der Patient schon frühere Schübe oder Phasen durchgemacht, so wurde zur Erfassung derselben kumulativ die SCL von Wing et al. 1974 eingesetzt (38 Items). Die Dokumentation mit Hilfe dieses Instrumentes geschah retrospektiv aufgrund der vorhandenen Krankengeschichteneinträge. Die Patienten gliedern sich in 86 Ersthospitalisierte (ohne SCL) und 183 Rehospitalisierte (mit SCL).

4. Resultate der Clusteranalysen

Zwei der durchgeführten Clusteranalysen werden hier in ihren Ergebnissen kurz darstellt. Die erste berücksichtigt nur die psychopathologischen Befunde, erfaßt mit dem AMP-System, die zweite schließt zusätzlich die anamnestischen Angaben aufgrund der SCL ein.

Aufgrund des AMP-Systems allein wurden die in Tabelle 2 dargestellten Cluster gewonnen. Von den 269 Patienten wurden 199 durch die ersten sieben Cluster erfaßt. Wir gewinnen klinisch leicht zu beschreibende Syndrome, die aber vielleicht in ihrer Zusammensetzung doch nicht ohne

Tabelle 2: Clusteranalyse über AMP Symptome

Cluster	N	Bezeichnung	AMP DEP	AMP MAN	AMP PAR	AMP HALL
A	80	DEP	+++			
B	29	MAN		+++		
C	55	Polymorph	++		+++	++
D	13	MAN-PAR		++	++	
E	11	DEP-(PAR-HALL)	++++		+	+
F	11	HALL-KAT				+
andere	70					
total	269					

Legende:

+	25–49%
++	50–74%
+++	75–99%
++++	100%
leer	1–24%

weiteres zu erwarten sind. Neben mehr oder weniger rein depressiven und manischen Syndromen findet sich prominent ein polymorphes Syndrom, welches auch noch durch ausgeprägte paranoide und halluzinatorische Symptome geprägt ist. Die manische Symptomatologie verkoppelt sich ferner in einem Cluster mit der paranoiden, die depressive mit der paranoiden und halluzinatorischen. Schießlich findet man ein halluzinatorisch-katatones Syndrom, in welchem affektive Symptome praktisch keine Rolle spielen. Im übrigen sind in allen Clustern entweder depressive oder manische oder beide Symptomenkomplexe vertreten. Aus dieser deskriptiven Sicht sind also drei der vier im weiteren Sinne der Schizophrenie zuzuordnenden Cluster C–F durch eine starke affektive Symptomatik mitgeprägt.

Im Raum gruppieren sich die ersten fünf Cluster ungefähr wie in Abbildung 1 dargestellt. Die depressiven und manischen Cluster liegen weit auseinander, im Zentrum steht das polymorphe, alle möglichen Syndrome einschließende, und dazwischen die Übergangsformen D und E.

Die zweite Clusteranalyse berücksichtigt nun zusätzlich zum AMP-System die anamnestischen Angaben, erfaßt durch die SCL. Auf diese Weise können 235 Patienten, d. h. 87%, fünf Clustern zugeordnet werden. Da 86 Patienten Ersterkrankte waren, fehlt bei diesen eine Anamnese und damit die Dokumentation mit der SCL. Die Clusteranalyse hat nun als erstes diese Gruppe der Ersterkrankten zusammengefaßt und entsprechend finden sich in ihr alle Psychosenformen vertreten. Wir haben in einer weiteren Analyse

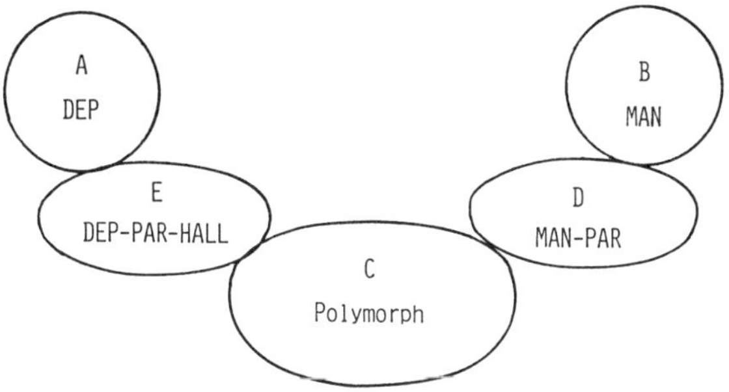

Abb. 1: AMP = Symptome – Clusteranordnung im Raum.

diese eine Gruppe noch in weitere Untergruppen zerlegt, möchten aber darüber hier nichts ausführen. Die Ergebnisse würden sich denjenigen der ersten Clusteranalyse der AMP-Daten allein nähern.

Viel näher der Realität klinischer Diagnostik liegen die übrigen durch den Psychostatus und die Anamnese gewonnenen Gruppen (Tabelle 3). Es handelt sich um vier Cluster, denen 149 Patienten zugeordnet wurden. Der erste Cluster setzt sich aus affektiven, vorwiegend depressiven, zu einem Drittel auch bipolaren Psychosen zusammen. Der zweite Cluster ist geprägt durch manisch-depressive und halluzinatorische Syndrome und etwas schwächer durch paranoide. Er würde klinisch am ehesten der schizo-affektiven Gruppe entsprechen. Der Cluster D wird dominiert durch

Tabelle 3: Clusteranalysen über AMP und SCL

Cluster		Status praesens AMP				Anamnese SCL				
N	Bezeichnung	DEP	MAN	PAR	HALL	DEP	MAN	PAR	HALL	KAT
A 86	DEP-(PAR-HALL)	++		+	+	—	—	—	—	—
B 48	DEP-(MAN)	++++				++++	+			
C 42	MAN-DEP-HALL-(PAR)		++	+		++		+	++	+
D 40	HALL-PAR-DEP-KAT	++		++	++	++		+++	+++	++
E 19	KAT-DEP-HALL (MAN-PAR)	+				+++	+	+	++	+++
and. 34										

tot. 269

Legende:
+ 25–49 %
++ 50–74 %
+++ 75–99 %
++++ 100 %
leer 1–24 %

paranoid-halluzinatorische Syndrome, ist aber auch noch stark geprägt durch Depression. Diese Gruppe entspricht klinisch am ehesten der paranoiden Unterform der Schizophrenie. Im letzten Cluster E findet man depressiv-kataton-halluzinatorische Syndrome im Vordergrund, daneben noch paranoid-manische. Er ist also ziemlich polymorph, wobei aber die katatone Symptomatik am häufigsten vorhanden ist. Es dürfte sich also um eine Gruppe handeln, die nahe der katatonen Unterform der Schizophrenie steht.

5. Cluster und klinische Diagnosen

Im folgenden wird die mit Hilfe der zweiten Clusteranalyse unter Berücksichtigung der anamnestischen Angaben gewonnenen Cluster mit den ursprünglichen klinischen Diagnosen verglichen (Tabelle 4). Bei der Analyse muß man sich wiederum mehr auf die Cluster B–E konzentrieren, da im Cluster A die Anamnese wegen Ersterkrankung fehlt.

Als erstes fällt die einwandfreie Klassifikation affektiver Psychosen auf. Keine einzige affektive Psychose wurde den Clustern D und E, welche den paranoid-halluzinatorischen und katatonen Psychosen entsprechen, zugeordnet. Unipolare Depressionen finden sich nur im Cluster B, welcher deskriptiv als affektpsychotisch benannt werden mußte. Die bipolaren Störungen jedoch wurden nicht einmal ganz zur Hälfte (7) diesem Cluster

Tabelle 4: Beziehung der Cluster zu den klinischen Diagnosen (AMP + SCL)

Cluster	Hebephrenie	Katatonie	Paranoid-schizophrene Psychose	Schizoaffektive Psychosen	Depression	Manisch-depressive Krankheit	total
A DEP-(PAR-HALL)	11	11	25	3	26	10	86
B DEP-(MAN)	0	0	1	7	33	7	48
C MAN-DEP-HALL-(PAR)	8	4	6	14	0	10	42
D HALL-PAR-DEP-KAT	3	8	27	2	0	0	40
E KAT-DEP-HALL-(MAN-PAR)	3	13	2	1	0	0	19
Rest	8	2	8	13	0	3	34
total	33	38	69	40	59	30	269

zugeordnet, sondern zehn Fälle finden sich im Cluster C, welcher am ehesten den schizo-affektiven Psychosen entspricht.

Die klinisch als schizo-affektiv diagnostizierten Probanden wurden zu einem ansehnlichen Teil nicht durch die ersten fünf Cluster erfaßt (13 von 40 Fällen) und verteilen sich diagnostisch auf die affektive Gruppe B und in der Mehrheit auf den Cluster C, welcher tatsächlich aus deskriptiver Sicht schizo-affektive Syndrome zusammenfaßt.

Ähnlich steht es um die Klassifikation der paranoid-schizophrenen Psychosen, welche sich mehrheitlich im Cluster D, und der Katatonien, welche sich mehrheitlich im Cluster E wiederfinden lassen.

Im ganzen zeichnet sich also eine erstaunlich gute Übereinstimmung der klinischen Diagnostik mit den clusteranalytischen Ergebnissen ab. Neben den bipolaren Störungen macht aber auch die Hebephrenie eine Ausnahme. Die 33 als hebephren diagnostizierten Patienten lassen sich keinem der größeren Cluster zuordnen, sondern verteilen sich ziemlich wahllos. Man hat also clusteranalytisch die hebephrene Unterform der Schizophrenie nicht reproduzieren können. Ein Teil der Hebephrenen scheint durch starkes affektives Gepräge den schizo-affektiven Psychosen zuzugehören. Aus deskriptiver Sicht muß eine einheitliche hebephrene Unterform der Schizophrenie in Frage gestellt werden. Bestätigt wird die Existenz der katatonen und paranoiden Unterformen sowie der schizo-affektiven Psychosen.

Das ganze Ergebnis der Clusteranalysen zeigt, wenn man ein Kontinuum zwischen Affektpsychosen und Schizophrenien annimmt, am einen Ende Depressionen, gefolgt von den bipolaren Störungen, den schizo-affektiven Psychosen, den Katatonien und den paranoid-schizophrenen Psychosen. Durchgehend findet sich in allen Unterformen aufgrund der Clusteranalysen eine ausgeprägte depressive, zum Teil auch manische Symptomatik. Dies gilt auch für paranoide und katatone Schizophrenien. Aus deskriptiver Sicht läßt sich also die Hypothese formulieren, die Depression sei im Prinzip durchgängig bei allen schizophrenen Manifestationen vorhanden; ähnliches scheint – etwas weniger häufig – für manische Symptome zu gelten. Von der Häufigkeit her nimmt im Übergang zwischen Affektpsychosen und Schizophrenien die schizo-affektive Gruppe, in der clusteranalytisch nicht weniger als 42 Patienten lokalisiert wurden, eine sehr wichtige Stellung ein. Diese Gruppe bildet eine eigentliche Übergangsgruppe zwischen affektiven und schizophrenen Erkrankungen, nicht nur bezüglich Syndromatik, sondern auch bezüglich Häufigkeit. Die schizo-affektiven Psychosen sind aber diagnostisch deskriptiv und klinisch noch am schwierigsten zur Übereinstimmung zu bringen, eine Tatsache, welche sich auch schon anläßlich eines diagnostischen Vergleichs zwischen Klinikdiagnosen und Categodiagnosen in der Arbeit Scharfetter et al. 1976 gezeigt hatte.

6. Morbiditätsrisiko in der Verwandtschaft der durch Clusteranalysen gewonnenen Patientengruppen

In Abbildung 2 ist global das Morbiditätsrisiko der Verwandten ersten Grades für Schizophrenien, Suizide und Affektpsychosen für die Probandengruppen der Cluster B bis E dargestellt.

Die höchste Morbidität zeigt die Verwandtschaft der Probanden mit schizo-affektiven Psychosen (Cluster C). 22% der Verwandten dieser Gruppe sind erkrankt. An zweiter Stelle folgt mit 18,8% die Verwandtschaft der Affektpsychotiker (Cluster B). Das Erkrankungsrisiko der Verwandten der paranoid Schizophrenen (Cluster D) und Katatonen (Cluster E) ist mit 12 bis 13% etwa gleich groß.

Die Differenzierung von Schizophrenien und Affektpsychosen zeigt markante Unterschiede. Wie zu erwarten, überwiegen im Cluster B mit 11% die Affektpsychosen. Affektpsychosen finden sich aber auch zu einem recht bedeutenden Anteil in der Verwandtschaft schizo-affektiver Probanden (4,7%) wie auch noch gehäuft bei Paranoiden (3,4%) und Katatonen (2%). Immerhin nimmt im Trend das Erkrankungsrisiko für Affektpsychosen in der Reihenfolge der Cluster B bis E von links nach rechts ab. Analog verhält es sich mit den Suiziden. Diese sind mit 4,7% am häufigsten im Cluster B und wurden nicht beobachtet im Cluster E; die anderen Gruppen liegen dazwischen. Die Parallelität im Vorkommen von Affektpsychosen

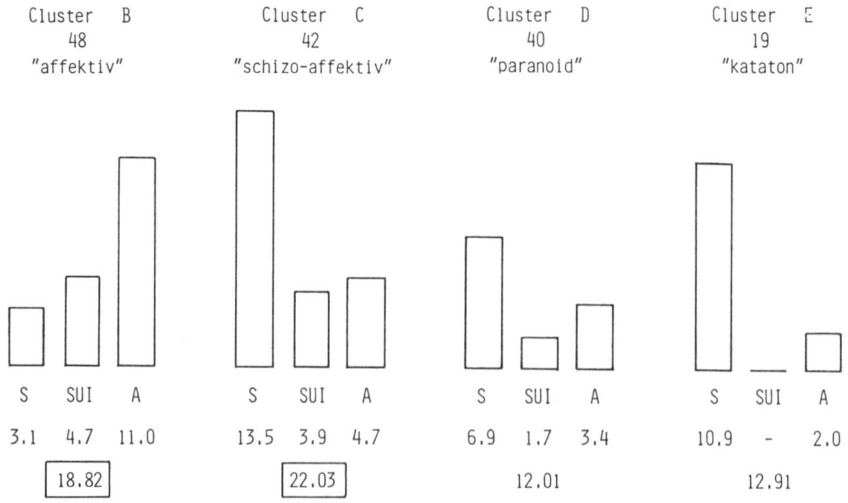

Abb. 2: Morbiditätsrisiko von Verwandten ersten Grades (S = Schizo, Sui = Suizid, A = Affektpsychose).

und Suiziden legt nahe, daß die in der Verwandtschaft auftretenden Suizide eine engere Beziehung zum Auftreten der Affektpsychosen haben könnten.

Das Erkrankungsrisiko für Schizophrenien ist erstaunlicherweise am höchsten in der Verwandtschaft schizo-affektiver Probanden (13,5%) und damit signifikant höher als in der Verwandtschaft paranoid Schizophrener mit 6,9%. Dazwischen liegen die Katatonen, deren Verwandte zu 11% an Schizophrenie erkrankten. Auch in der affektpsychotischen Gruppe ist das Schizophrenierisiko mit 3% noch erhöht.

Aus diesen Befunden lassen sich einige Vermutungen ableiten. Wie schon deskriptiv die Clusteranalyse gezeigt hat, sind affektive Symptome in allen Clustern mitvertreten. Dies widerspiegelt sich nun auch im Erkrankungsrisiko der Verwandten dieser Probanden. Auch die den Schizophrenien zuzuordnenden Cluster D und E zeigen noch erhöhte Erkrankungsziffern der Verwandten für Affektpsychosen. Ähnliches läßt sich für den Cluster B der Affektpsychosen und den Cluster C der schizo-affektiven Psychosen aussagen: das Schizophrenie-Risiko der Affektpsychotiker B ist mit 3,1% klar erhöht. Aus genetischer Sicht liegen also in der Verwandtschaft auch heterotypische Belastungen vor.

Man kann daraus schließen, daß entweder die Clusteranalyse die Gruppen nicht hinreichend scharf trennen konnte. Oder es ist so, daß tatsächlich keine sehr scharfen Grenzen zwischen Affektpsychosen und Schizophrenien bestehen. Für diese Auffassung würde die überragende Bedeutung des Clusters C, der schizo-affektiven Gruppe, sprechen, welche eine besonders hohe Psychosenbelastung aufweist und sich damit markant von der paranoiden Unterform der Schizophrenien abgrenzt.

7. Cluster und klinische Diagnostik aus genetischer Sicht

In Abschnitt 5 wurde bereits gezeigt, daß eine relativ gute Übereinstimmung zwischen Clusterzuordnung und klinischer Diagnostik gilt, und zwar auch für Unterformen der Schizophrenien, ausgenommen der Hebephrenie, welche deskriptiv durch die Clusteranalyse nicht reproduziert werden konnte. Im folgenden sollen nun noch die genetischen Befunde, in Form des Erkrankungsrisikos der Familienangehörigen ersten Grades, zwischen den beiden Klassifikationen, nämlich der klinischen (ICD 8. Revision) und der Clusteranalyse verglichen werden (Tabelle 5). Benützt werden dazu die durch Angst und Scharfetter 1979 veröffentlichten Morbiditätsrisiken für die schizophrenen Untergruppen dieser Stichprobe.

Die Tabelle zeigt aus genetischer Sicht eine hohe Übereinstimmung zwischen klinischer Diagnostik und Clusterdiagnostik. Am klarsten gilt dies

Tabelle 5: Vergleich der clusteranalytischen und klinischen Gruppierungen Bezugsziffern (BZ) und Morbiditätskrisen (%) unter den Verwandten ersten Grades – Diagnosen ICD 8. Revision

	Probanden	BZ 295.	295. 0+1	295.2	295.3	295. 0–3	295.7	BZ 296.	296. 0+2	296. 1+3	296
ICD-Nr. 295.7	40	199.3	3.01	7.02	1.50	11.54	2.51	135.3	4.43	4.43	8.86
Cluster C	42	193.0	4.10	5.18	2.59	12.95	0.52	128.4	2.34	2.34	4.67
ICD-Nr. 295.3	69	287.5	1.04	0.70	4.52	6.26	0.34	199.9	1.0	0.50	1.50
Cluster D	40	174.5	0.57	1.15	4.01	6.30	0.75	117.0	2.56	0.85	3.42
ICD-Nr. 295.2	38	156.2	4.48	5.76	1.92	12.16	0.64	96.8	2.06	2.06	4.12
Cluster E	19	73.5	5.44	4.08	1.36	10.88	–	49.4	–	2.03	2.03

für die paranoiden und katatonen Unterformen der Schizophrenie. In der Verwandtschaft der Paranoiden finden sich überwiegend in beiden diagnostischen Gruppierungsversuchen mit 4 bis 4,5% Erkrankungen wiederum Paranoide.

Dies ist an sich nicht erstaunlich, ist doch die paranoide überhaupt die häufigste schizophrene Psychose. Umsomehr aber fällt es auf, daß in den andern beiden Gruppen, nämlich in der Verwandtschaft der katatonen und der schizo-affektiven Probanden, die paranoiden Psychosen zurücktreten. Die Verwandten der Katatonen erkranken vorwiegend wiederum an Katatonie oder an Hebephrenien, wobei zu berücksichtigen ist, daß es vielleicht gar keine hebephrene Untergruppe gibt, hier also unsere Diagnostik noch ungenügend ist. Die Verwandten der schizo-affektiven Probanden zeigen übereinstimmend vorwiegend ein erhöhtes Risiko für katatone, aber auch wiederum zum Teil hebephrene Psychosen, während relativ wenig schizo-affektive Psychosen in der Verwandtschaft zu finden sind.

Aus den Ergebnissen läßt sich die Schlußfolgerung ziehen, daß aus genetischer Sicht die paranoide Unterform der Schizophrenien eine gewisse Sonderstellung gegenüber den andern einnimmt, und daß schizo-affektive und katatone Psychosen sich deutlich näher stehen. In der Verwandtschaft der Schizo-Affektiven finden sich etwas mehr affektive Psychosen. Es ist dabei aber zu berücksichtigen, daß viele Anzeichen dafür sprechen, daß unsere klinische Klassifikation mit Hilfe der ICD bezüglich der schizophrenen Unterformen noch völlig ungenügend ist. Diese Aussage wird vor allem durch die Nichtreproduzierbarkeit der hebephrenen Unterform durch die

Clusteranalyse gestützt. Klinisch besteht offenbar auch noch – vielleicht aufgrund der Kräpelinschen Tradition – die Neigung, schizo-affektive Psychosen in der Verwandtschaft wenig zu diagnostizieren und die Erkrankungen eher dem einen oder andern, d. h. dem schizophrenen oder affektiven Formenkreis zuzuordnen.

8. Zusammenfassung

269 Patienten mit endogenen Psychosen, die für hospitalisierte Kranke repräsentativ sind, wurden syndromatologisch und genetisch analysiert. Der psychopathologische Befund während der zur Rekrutierung führenden Krankheitsmanifestation wurde mit dem AMP-System und frühere Erkrankungen mit der SCL von Wing et al. dokumentiert. Aufgrund dieser Daten wurden die Patienten mit Hilfe einer multidimensionalen Skalierung und Clusteranalyse gruppiert. Die Resultate sind die folgenden:

1. Der Querschnittsbefund (AMP) ohne Anamnese ergibt clusteranalytisch sinnvolle klinische Syndrome ohne große diagnostische Relevanz im Vergleich zur klinischen Diagnostik mit Hilfe der ICD.
2. Die Berücksichtigung der Psychopathologie im Längsschnitt (Anamnese) jedoch führt zu klinisch gut interpretierbaren diagnostischen Gruppen mit einer erstaunlichen Übereinstimmung zwischen Computerklassifikation und klinischer Diagnose.
3. Diese Feststellung gilt im besonderen für drei Unterformen der Schizophrenien, nämlich katatone, paranoide und schizoaffektive, obwohl erfahrungsgemäß eine solche Differenzierung recht schwierig ist.
4. Die hebephrene Unterform der Schizophrenie läßt sich clusteranalytisch nicht reproduzieren.
5. Klinikdiagnostik und Clusterdiagnostik erweisen sich, gemessen am Morbiditätsrisiko der Verwandten ersten Grades, als gleichermaßen valide.
6. Paranoide, katatone und schizo-affektive Unterformen der Schizophrenien zeigen, auch im Familienbild, gewisse Differenzen.
7. Diese Differenzen und die erstaunlich gute Reproduzierbarkeit der erwähnten diagnostischen Untergruppen der Schizophrenien durch die Clusteranalyse rechtfertigen deren Aufrechterhaltung und wohl auch weitere Forschungen auf diesem Gebiete.
8. Das hier angewandte Verfahren der Clusteranalyse erscheint aufgrund seiner hohen Ähnlichkeit mit dem klinischen Vorgehen als sehr taugliches Hilfsmittel für Forschungen auf dem Gebiete der Diagnostik und Genetik.

Literatur

AMDP/Arbeitsgemeinschaft für Methodik und Dokumentation in der Psychiatrie (Hg.): Das AMDP-System. Manual zur Dokumentation psychiatrischer Befunde. Stand: Frühjahr 1981, 4., korrigierte Aufl., Springer, Berlin – Heidelberg – New York 1981.

Angst, J.: Zur Ätiologie und Nosologie endogener depressiver Psychosen. Eine genetische, soziologische und klinische Studie. Monographien aus dem Gesamtgebiete der Neurologie und Psychiatrie, Heft 112. Springer, Berlin 1966.

Angst, J.: The Classification of Affective Disorders from a Genetic Point of View. Paper read at the Maudsley Bequest Lecture, on February 10th, 1982 at Royal College of Psychiatrists, Charing Cross Hospital, Medical School, London.

Angst, J., W. Felder, B. Lohmeyer: A Genetic Study on Schizoaffective Disorders. In: Developments in Psychiatry, Vol. 2A: Biological Psychiatry Today. Proceedings of the IInd World Congress on Biological Psychiatry, Barcelona, Spain 1978, ed. by Obiols, J., Ballus, C., Gonzales Monclus, E., Pujol, J.; Elsevier/North-Holland Biomedical Press, Amsterdam – New York – Oxford 1979 (a), pp. 12–18.

Angst, J., W. Felder, B. Lohmeyer: Schizoaffective Disorders. Results of a Genetic Investigation, I. J. affect. Disord. 1 (1979b), 139–153.

Angst, J., Felder, W., Lohmeyer, B.: Are Schizoaffective Psychoses Heterogeneous? Results of a Genetic Investigation, II. J. affect. Disord. 1 (1979c), 155–165.

Angst, J., M. Rzewuska, H. H. Stassen: Methodologische Probleme in der Verlaufsforschung Endogener Psychosen. In: Empirische Forschung in der Psychiatrie. Hsg. von Gross, G., Schüttler, R., Schattauer, Stuttgart–New York 1983, 37–53.

Angst, J., C. Scharfetter: Subtypes of Schizophrenia and Affective Disorders from a Genetic Viewpoint. In: Developments in Psychiatry, Vol. 2A: Biological Psychiatry Today. Proceedings of the IInd World Congress on Biological Psychiatry, Barcelona, Spain, 1978, ed. by Obiols J., Ballus, C., Gonzales Monclus, E., Pujol, J.; Elsevier/North-Holland Biomedical Press, Amsterdam – New York – Oxford 1979, pp. 351–357.

Kraepelin, E.: Psychiatrie. Ein Lehrbuch für Studierende und Ärzte. – Band III: Klinische Psychiatrie, II. Teil, S. 951, 8. Aufl., J. A. Barth, Leipzig 1913.

Scharfetter, C.: Schizophrenia's Classical Subtypes – A Family Heredity Study. Arch. Psychiat. Nervenkr. 231 (1982), 443–447.

Scharfetter, C., H. Moerbt, J. K. Wing: Diagnosis of Functional Psychoses. Comparison of Clinical and Computerized Classifications. Arch. Psychiat. Nervenkr. 222 (1976), 61–67.

Scharfetter, C., M. Nuesperli: The Group of Schizophrenias, Schizoaffective Psychoses, and Affective Disorders. Schizophr. Bull. 6 (1980), 586–591.

Urstein, M.: Die Dementia praecox und ihre Stellung zum manisch-depressiven Irresein. Eine klinische Studie. Urban & Schwarzenberg, Berlin – Wien 1909.
Urstein, M.: Manisch-depressives und periodisches Irresein als Erscheinungsform der Katatonie. Eine Monographie. Urban & Schwarzenberg, Berlin – Wien 1912.
Wing, J. K., J. E. Cooper, N. Sartorius: Measurement and Classification of Psychiatric Symptoms: An Instruction Manual for the PSE and Catego Program. Cambridge University Press, London 1974.

Diskussion

Anknüpfend bei der Hebephrenie wird darauf hingewiesen, daß hier der affektive Anteil sehr im Vordergrund stehen kann und diese Bilder, insbesondere wenn Denkstörungen fehlen und paranoide und katatone Anteile nur in geringem Maße vorhanden sind, sehr schwer als solche erkannt werden können (Biniek, Tübingen). Der Referent weist darauf hin, daß die beschriebene schizoaffektive Gruppierung die Hebephrenie als Sondergruppe nicht mehr bestehen lasse, da nur ein Querschnitt wiedergegeben werde. Dem Hinweis auf die Verlaufsgestalt, die für die Diagnose Hebephrenie entscheidend ist (Biniek, Tübingen), wird vom Referenten zugestimmt. Er weist auf die SLC von Wing hin, die gleichsam summativ die ganze Anamnese in einem Punkt verdichtet darstellt. Die große Vielfalt der Anamnesen sei in dem vom Referenten dargestellten Ansatz nicht zu berücksichtigen.

Die Cluster-Analyse vollzieht Ähnlichkeiten nach – eine Methode, nach der auch ein Kliniker bei der Klassifizierung vorgehe. Ein anderes, vielleicht unserer Wahrnehmungsorganisation näheres Verfahren ist das der Maximierung von Unterschieden, also einer Hierarchie unterschiedlicher Wertigkeiten (Heimann, Tübingen). Der Referent unterstreicht diesen Gesichtspunkt und weist darauf hin, daß durch unterschiedliche Gewichtungen das Verfahren der Cluster-Analyse noch optimiert werden könne. Dies hänge jedoch von irgendwelchen Außenkriterien ab, um zu entscheiden und die Güte einer Lösung abzuwägen.

Im Hinblick auf die Forschungsperspektive kann man u. U. zu der Schlußfolgerung kommen, daß die große Gruppe der schizoaffektiven Psychosen vielleicht doch nicht mehr dem Formenkreis schizophrener Psychosen subsumiert wird, sondern sie herausnimmt, daß es vielleicht mehr als zwei Formen oder auch nur zwei Einheiten endogener Psychosen gibt (Heimann, Tübingen). Der Referent führt aus, daß die depressive Symptomatik überall basal durch alle endogenen Psychosen hindurchgehe.

Die manische Symptomatik sei ebenfalls auch zu einem geringeren Grade überall ein bißchen vertreten, in bestimmten Formen aufgestockt wie als weitere Zusatzsymptome die katatonen, halluzinatorischen und paranoiden es sein können. Man könne also sagen, die basale Störung sei eine Affektstörung bei allen endogenen Psychosen, dann kommen die anderen Gruppen durch Komplikationen dazu. Dieses wäre ein umgekehrter Ansatz als wenn man eine mischpsychotische Gruppe herausnimmt und diese sorgfältig untersucht.

Zur Frage der Langzeittherapie schizo-affektiver Psychosen (Eggers, Essen) erwidert der Referent, daß auch die recht gute partielle Ansprechbarkeit auf Lithiumsalze, auch in Kombination mit Neuroleptika und evtl. Thymoleptika, es nicht ganz gerechtfertigt erscheinen lasse, diese Gruppe einfach den Schizophrenien zuzuordnen.

Janzarik, Heidelberg knüpft an die Abfolge des zunächst Depressiven, dann Manischen und mit abnehmender Häufigkeit des Übergangs ins Paranoide an und weist auf die Griesingersche Konzeption der aufsteigenden Reihe hin: Melancholie, Manie, Wahnsinn und Verrücktheit. Kraepelin habe sich mit seiner Dichotomie von der Griesingerscher Konzeption absetzen wollen und so sei ein Zwischenbereich verlorengegangen, der für die Psychopathologie wieder bedacht werden sollte.

Widersprüche zwischen Ordnungs-Streben und Wirklichkeit bei der Klassifizierung von endogen-psychotischem Geschehen

M. Bleuler

Dieser Titel bedeutet ungefähr dasselbe, das Emil Kraepelin im 2. Band seines Lehrbuches (S. 13 der 8. Auflage) wie folgt formuliert:

«Sobald jedoch Krankheitsformen mit bestimmten Verläufen gefordert werden, finden sich neben den leicht erkennbaren Fällen immer ein erheblicher Rest von Beobachtungen, dessen Weiterentwicklung der Vorhersage durchaus nicht entspricht, oder über dessen Zugehörigkeit zu einer der bekannten Krankheitsgruppen sich keine Klarheit gewinnen läßt.»

Zu den ganz großen Anliegen Kraepelins gehörte es, sich als Psychiater nicht auf die Betrachtung und Klassifizierung von Erscheinungsbildern zu beschränken, sondern Erscheinungsbilder, Verlaufsformen und Ursachen in Zusammenhang zu bringen. Zur Klärung der Ursachen erwartete er das meiste von der pathologischen Anatomie und Physiologie des Hirns und von der Verlaufsforschung. Viele seiner Erwartungen erfüllten sich, aber nicht alle: Ihm wie seinem pathologisch-anatomischen Mitarbeiter Alzheimer war es eine der großen Enttäuschungen ihres Lebens, daß sich das Wesen der Pyschosen, die man immer noch oft die «endogenen» nennt, körperlich nicht klären ließ. Kraepelins Verlaufsforschung hingegen half wesentlich bei der Gegenüberstellung der zwei wichtigsten «endogenen» Psychosen, den schizophrenen und manisch-depressiven.

Die von Kraepelin geforderte Verlaufsforschung gerade für die Dementia praecox fortzusetzen, drängte sich in den 40er Jahren unseres Jahrhunderts erneut auf. Damals zeigte sich, wie hilflos man bei der Beurteilung der Behandlungserfolge war, weil man zu wenig Zuverlässiges über den Verlauf ohne die neuen Behandlungsverfahren wußte. Es zeigte sich auch, wie notwendig es war, statistisch sorgfältiger vorzugehen, als es damals üblich war, denn die glänzenden Ergebnisse der Behandlung, die aus den damaligen Statistiken hervorzugehen schienen, erwiesen sich weitgehend als Folge zu kurzer Anamnesen und der Nicht-Berücksichtigung der Tatsache, daß vorwiegend Kranke mit günstiger Spontanprognose behandelt wurden.

In den letzten Jahrzehnten nun haben sich viele darum bemüht, den Verlauf schizophrener Psychosen genauer als bisher zu erforschen, ihn langfristig zu erforschen und auch Kranke einzubeziehen, die nicht dauernd im Krankenhaus blieben oder immer wieder in dasselbe aufgenommen wurden. *Fast alle dieser Forscher fanden unter ihren Schizophrenen viele langfristig Geheilte, mehr Geheilte, als man lange Zeit anzunehmen geneigt war.* Naturgemäß schwanken die Zahlen gemäß der Art der statistischen Bearbeitung und des Untersuchungsgutes. Sie hängen u. a. davon ab, wie lange man katamnestisch beobachtet, nach wieviel Jahren guten Befindens man von einer Heilung spricht und ob die Kranken früher oder später in diesem Jahrhundert hospitalisiert waren. Grundsätzlich aber stimmen die Befunde der verschiedenen Untersucher ausgezeichnet überein, so u. a. diejenigen von Luc Ciompi, Henri Ey, Gerd Huber und seiner Mitarbeiter Gisela Groß und R. Schüttler, Christian Müller und M. Bleuler, die sich ausgezeichnet zu Vergleichen eignen. Von besonderem Interesse ist, daß auch in Dänemark (E. Strömgren), in Frankreich (H. Ey) und in Bulgarien (A. Martinow) entsprechende Ergebnisse gezeitigt worden sind. Russische Arbeiten (E. Sternberg) sind etwas schwieriger zu vergleichen, scheinen aber zur Hauptsache wieder dasselbe darzulegen.

Der Anteil langfristig Geheilter unter allen Erkrankten schwankt zufolge der erwähnten Unterschiede der statistischen Bearbeitung etwas, hält sich aber übereinstimmend nahe an 20% oder etwas darüber. Berücksichtigt man in der Statistik nicht, wie lange ein guter Zustand gedauert hat und zählt man alle früheren Kranken, die in einem bestimmten Zeitpunkt einige Jahre nach der Erkrankung in gutem Zustand sind, so steigt der Prozentsatz der Geheilten weit über 20% an – nur sind dann viele unter diesen «Geheilten», die später noch Rückfälle haben.

Die Genannten und andere Untersucher faßten den Schizophreniebegriff eng, so daß nur eindeutig Psychotische als Schizophrene gezählt wurden. Sie hielten sich an die bekannten Kennzeichnungen der Krankheit durch Emil Kraepelin, Eugen Bleuler oder Kurt Schneider, die sich alle ähnlich sind.

Die Kliniker, die in den letzten Jahrzehnten im Sinne des Auftrages von Kraepelin den Verlauf schizophrener Erkrankungen studierten und viele Heilungen feststellten, sehen sich in den letzten Jahren unerwartet und erstaunt Vorwürfen ausgesetzt. Etwas vereinfacht zusammengefaßt lauten sie dahin: *Sie verfälschten die reine Lehre Kraepelins, die Schizophrenie sei ein unheilbares Leiden, wer «Heilungen Schizophrener» feststelle, der habe eben Kranke als schizophren aufgefaßt, die nie schizophren waren.*

Mit diesen Vorwürfen muß man sich im folgenden auseinandersetzen.

Vorerst: *Es ist nicht richtig, anzunehmen, Kraepelin habe die Dementia praecox schlicht und klar als eine unheilbare Krankheit definiert.* Zwar hat er die Störungen, die man heute unter die schizophrenen zählt, zu den «Demenzen» gezählt, welche Bezeichnung Unheilbarkeit nahelegt. Er erwähnte auch, man könne sie – «wenn man will» – als «endogene Verblödungsprozesse» in einem Hauptabschnitt seines Lehrbuches dem thyreogenen Irresein und der Epilepsie an die Seite stellen. Gewiß steht die Feststellung von Heilungen der Schizophrenie mit der Zuteilung der Krankheit zur Demenz und zu vielen Vermutungen Kraepelins in einem gewissen Widerspruch. Man weiß auch aus persönlichen Außerungen Kraepelins, daß ihn dieser Widerspruch beschäftigte. Es ist ein Zeichen seiner großen Objektivität und seines kritischen Wesens, daß er sich der Anerkennung von Tatsachen nicht verschloß, selbst wenn diese Tatsachen sein Ringen um klar abgegrenzte nosologische Begriffe erschwerten: So bestritt er nie, daß es von Dementia praecox Geheilte gäbe. Er stellte selbst fest, daß bei den «hebephrenischen Formen» ungefähr 8%, bei den «katatonischen Formen» ungefähr 13% Heilungen «vorzukommen scheinen». Er erwähnt die noch größeren Heilungsquoten anderer Autoren, beurteilt sie kritisch, hält sie aber nicht für unmöglich. Er selbst berichtet über einen Kranken, der 29 Jahre lang keine Zeichen eines «Krankheitsvorgangs» mehr zeigte, und bemerkt, daß ein «Krankheitsvorgang», wenn er so lange ruhen könne, auch gänzlich zur Ausheilung kommen könne[1]. Er erwähnt auch an anderer Stelle einen Kranken, der sich seit 16 Jahren «anscheinend genesen» zu Hause aufhielt[2]. Kraepelins grundsätzliche Anerkennung der Heilungsmöglichkeit von Kranken mit Dementia praecox ergibt sich auch klar aus einem Satz in seinem Lehrbuch, wonach man die Möglichkeit «vollständiger und dauernder Heilung bei der Dementia praecox nicht zum vornherein leugnen dürfe».

Weshalb aber wird sie trotzdem geleugnet?

Sicher liegt der Hauptgrund *darin, daß die Feststellung von geheilten Schizophrenien nicht in eine klare und übersichtliche Zweiteilung der «endogenen» Psychosen hineinpassen will.* Sie lautet: einerseits unheilbare Psychose mit progressivem Verlauf mit kognitiven Veränderungen – andererseits heilbare Psychosen mit zyklischem Verlauf mit affektiven Veränderungen. Gewiß verdankt man Kraepelin Anregungen zu dieser übersichtlichen Zweiteilung, man verdankt ihm aber auch die vorbildliche Art, wie er anerkannte, wie sehr die Tatsachen dazu zwingen, die Gültigkeit einer solchen Zweiteilung zu relativieren.

Schon die «Heilbarkeit» Manisch-Depressiver ist nicht eindeutig. Wer das Schicksal Manisch-Depressiver und Kranker mit phasischen Depressionen langdauernd verfolgt hat – und wer seinen Kraepelin kennt –, weiß, daß nicht nur die mit dem Alter eher zunehmende Gefahr von Rückfällen einem

---

[1] Kraepelins Lehrbuch der Psychiatrie, 8. Auflage, III. Band, S. 871.
[2] Kraepelin, Einführung in die psychiatrische Klinik, 3. Auflage, S. 46.

eindeutigen Heilungsbegriff entgegensteht, vielmehr sind viele dieser Kranken nach einigen Episoden dauernd im einen oder anderen Sinne verstimmt. Darüber hinaus verändert sich ihre Persönlichkeit oft im Sinne einer Verflachung, die nicht leicht von Verflachungen nach schizophrener Erkrankung zu unterscheiden ist.

Welche Tatsachen aber sprechen dagegen, die schizophrenen Psychosen als unheilbar zu definieren? Der Kürze halber werden hier nur die drei Wichtigsten aufgeführt:

1. Die Psychiater dürfen sich nicht zumuten, die Prognose eines schizophren Erkrankten mit prophetischer Sicherheit zu stellen. Wohl gibt es Anhaltspunkte, die Prognose in einem Falle eher günstig, im anderen Falle eher ungünstig zu stellen; diese Prognosen treffen zwar in vielen Fällen zu – in vielen Fällen aber auch nicht. *Über lange Zeiten, oft über viele Jahre, wissen sie nie sicher, ob eine Psychose mit allen Kennzeichen des Schizophrenen nicht doch noch ausheilt.*

Späte Besserungen sind häufig, späte Heilungen kommen vor.

2. *Der Verlauf schizophrener Psychosen auf lange Sicht ist offensichtlich auch von äußeren Umständen abhängig,* z. B. von langdauernder Isolierung oder umgekehrt zweckmäßiger Eingliederung in eine Gemeinschaft. Heilt eine schizophrene Psychose nicht, bleibt die Frage unentschieden: ist die Tragik Folge der grundsätzlichen Unheilbarkeit der Krankheit oder Folge von schlechter Betreuung?

3. Die schizophrenen Psychosen von Verwandten eines Schizophrenen verlaufen im Durchschnitt ähnlich, aber lange nicht immer. *Heilungen und Chronizität kommen oft in derselben Familie vor.*

Zur Auffassung der Unheilbarkeit schizophrener Psychosen muß man auch kommen, wenn man irrealistische Voraussetzungen an das Kriterium der Heilung stellt.

Realistische Kriterien sind:

- bei der ärztlichen Nachuntersuchung keine psychotischen Symptome wie Zerfahrenheit, Wahnideen, Halluzinationen usw.
- auch diejenigen, die mit dem früheren Kranken zu Hause oder am Arbeitsplatz zusammenleben, stellen keine psychotischen Symptome mehr fest
- der frühere Kranke nimmt in der Familie, dem Erwerbsleben und der Gesellschaft entweder wieder eine ähnliche Stellung ein wie vor der Erkrankung, oder doch eine Stellung, die nicht deutlich von dem abweicht, was verständliche Folge des Unterbruchs seiner beruflichen und sozialen Laufbahn während der Psychose bedeutet.

Irrealistisch ist es aber, eine Heilung zu verneinen, nur weil der frühere Kranke nicht genau derselbe Mensch ist, wie er früher war oder weil er der ähnlich schwierige Mensch geblieben ist, wie er früher war. Auch der gesunde Mensch, der schwerste Krisen durchgemacht hat, wird in seinem Wesen irgendwie verändert. – Man darf auch nicht erwarten, daß der Geheilte alles, was in der Psychose vorging, genau gleich beurteilt wie der objektive Beobachter. Es liegt im Sinne eines normalen Schutzbedürfnisses des eigenen Selbstbewußtseins, das frühere psychotische Tun eher zu vergessen, zu beschönigen und zu entschuldigen, als es sich als etwas Krankes und Unerhörtes vor Augen zu halten. Namentlich neigt auch ein Geheilter dazu, Ursache und Wirkung bei seinem Tun in der Psychose zum inneren Selbstschutz anders zu sehen als der Beobachter: Oft wird er die Reaktionen der Umwelt auf sein krankes Verhalten lieber als Ursache statt als Folge desselben deuten. – Stellt man irrealistische Forderungen an die Qualifikation «Heilung», dann allerdings sind schizophrene Psychosen unheilbar – dann aber auch die manisch-depressiven.

Heute ergeben sich mehrfache Anzeichen dafür, daß – im Gegensatz zu früheren Meinungen – bei vielen Schizophrenien auch cerebrale Störungen eine Rolle spielen. Gerd Huber aber, der diese Ansicht vertritt, hält sie nicht als Beweis von Unheilbarkeit. Ferner zeigen neuere eingehende Versuchsanordnungen bei vielen (nie bei allen) Schizophrenen gewisse Veränderungen der Aufmerksamkeit und anderer kognitiver Funktionen, worauf u. a. Heimann hingewiesen hat. Deren Zusammenhang mit dem schizophrenen Geschehen ist aber noch ungeklärt, und nichts spricht dafür, sie als Beweise für Unheilbarkeit zu deuten.

Im besonderen lautet der Einwand gegen die Feststellung von Heilungen schizophrener Psychosen dahin: Heilungen seien eben nur an Kranken festgestellt worden, die nicht an «wahren» Schizophrenien gelitten hätten, sondern an Mischpsychosen, an schizo-affektiven Psychosen, die «eigentlich» zum Formkreis affektiver Störungen zu rechnen wären. Gegen diesen Vorwurf ist einmal einzuwenden: Es gibt auch Schizophrenien, die keineswegs Mischpsychosen oder sonst Grenzfälle zum Manisch-Depressiven sind, und die zur Heilung kommen: z. B. paranoide Schizophrenien mit Zerfahrenheit oder Katatonien, beide ohne deutliche manische oder depressive Verstimmung. Die heutigen Kliniker, die dem Verlauf von Schizophrenien nachgingen, haben sorgfältig versucht, Fälle aus der Statistik auszuschließen, die nach anerkannten Kriterien eher zu den affektiven als zu den schizophrenen Psychosen zu zählen wären. Trotzdem mögen unter denen, die in den Statistiken als geheilte Schizophrene verzeichnet sind, einzelne Kranke sein, die einzelne Psychiater als «Misch-Psychosen» nicht zu Schizophrenien zählen würden – aber nur einzelne.

Ein wichtiger Grund zur Leugnung der Erfahrung, daß es Heilungen von Schizophrenien gibt, ist die Leitvorstellung der *Krankheitseinheit,* d. h. die Vorstellung, daß sich die Fülle psychopathologischer Störungen in Krankheitseinheiten mit einheitlichem Symptombild, einheitlicher Ursache, einheitlichem Verlauf und einheitlicher Therapie zerlegen ließe. Sie ist schon im vorletzten Jahrhundert der Vorstellung verschiedener Arten in Linné' Systema Naturae entnommen. Vor und nach der Jahrhundertwende bewährte sie sich in bezug auf einzelne Krankheiten, nämlich auf Infektionen des Hirns durch bestimmte Erreger (wie die Paralyse und die Encephalitis lethargica), und auf vererbte Krankheiten, die auf ein pathogenes Gen oder eine Störung des Chromosomensatzes zurückzuführen sind (wie die Huntingtonsche Chorea oder das Down-Syndrom). Im übrigen aber hat sich gezeigt, daß die Vorstellung von Krankheitseinheiten beim Ringen um Übersicht über psychische Krankheiten zwar hilfreich ist, daß sich aber die Mehrzahl derselben nicht als Summe von umgrenzbaren einzelnen Krankheiten verstehen läßt. *In diesem Sinne mußte man sich auch mit der Tatsache abfinden, daß die Krankheiten, die sich symptomatologisch als schizophrene zusammenfassen ließen, nicht alle gleich verlaufen,* wie man erwarten müßte, wenn die Schizophrenie eine Krankheitseinheit wäre. Aus guten Gründen verbreitete sich in den letzten Jahren die Einführung genauer nosologischer Klassifikationen wie im ICD-Schlüssel. Sie sind unentbehrlich, um die Diagnosen in verschiedenen Kliniken und in verschiedenen Ländern vergleichbar zu machen, aber sie verführen dazu, die Vorstellung der Krankheitseinheit erneut zu überspitzen, liegt es doch nahe, ein numeriertes Krankheitsbild als «Krankheitseinheit» zu betrachten. Dabei vergewaltigt man die Tatsache, daß die meisten der unter einer Nummer bezeichneten Störungsbilder nur auf dem Papier, aber nicht in Wirklichkeit genau umschreibbar sind. Sie haben lange nicht immer gemeinsame Ursachen und gemeinsamen Verlauf. Im Zuge der Überbewertung der diagnostischen modernen Klassifikationen muß – unbesehen um die Tatsachen – «die» Schizophrenie einen einheitlichen Verlauf haben; und man darf Fälle, die in Heilung ausgehen, nicht zu den Schizophrenien rechnen. Folgt man diesem Gedankengang, vergewaltigt man viele Tatsachen, u. a. die Erfahrung, daß sich heilbare und unheilbare Krankheiten mit dem als Schizophrenie bezeichneten Krankheitsbild nicht auseinanderhalten lassen.

Im Zuge der Annahme, alle schizophrenen Psychosen müßten, da sie eine Krankheitseinheit bildeten, unheilbar sein, während die manisch-depressiven Psychosen als Krankheitseinheit heilbar wären, ergibt sich der Vorschlag, die schizo-affektiven Psychosen nicht mehr unter der Nummer der Schizophrenien zu führen, sondern als Untergruppe den affektiven Psychosen zuzuteilen. Es ist vollkommen gleichgültig, ob man sie auf dem Papier den schizophrenen oder den affektiven Psychosen zuteilt. Wichtig aber ist die Berücksichtigung der Tatsache, daß damit *keine* Krankheitseinheiten mit einheitlichem Ausgang und scharfen Grenzen geschaffen werden, denn:

- es gibt häufig Psychosen, die symptomatologisch als schizo-affektive Psychose oder gar als affektive Psychose beginnen und später ein rein schizophrenes Bild zeigen und nicht mehr ausheilen. Das Umgekehrte kommt auch vor, aber selten.
- mit der Frage, ob Familienuntersuchungen schärfere Grenzen für schizo-affektive Psychosen gegen schizophrene Psychosen setzen könnten, habe ich mich jahrzehntelang beschäftigt: Eine scharfe Abgrenzung durch das Familienbild ist ebenso unmöglich wie eine solche nach dem psychopathologischen Bilde. Zwei Tatsachen seien erwähnt, denen viele andere beigefügt werden könnten: Unter den Verwandten von Kranken mit schizo-affektiven Psychosen hat es auch viele chronische Schizophrene und umgekehrt. Und: Unter den Kindern Manisch-Depressiver hat es gehäuft Schizophrene – nicht umgekehrt.

Zusammenfassung

Das klare, schöne Einteilungsprinzip der endogenen Psychosen in schizophrene und affektive – und die klare und schöne Vorstellung von Krankheitseinheiten – widerspricht vielen klinischen Tatsachen, unter anderem der Tatsache von Heilungen schizophrener Psychosen. Man sollte froh darüber sein: Für die Kranken und für ihre Angehörigen und für unsere therapeutische Begeisterung als Psychiater ist es ein Glück, daß die Diagnose einer schizophrenen Psychose die Feststellung der Unheilbarkeit nicht in sich schließt.

Literatur

Bleuler, E.: Die Prognose der Dementia praecox (Schizophreniegruppe). Allg. Z. Psychiat. 65 (1908) 436.

Bleuler, E.: Dementia praecox oder Gruppe der Schizophrenien. In: Handbuch der Psychiatrie, herausgegeben von G. Aschaffenburg. Deuticke, Leipzig 1911.

Bleuler, M.: Krankheitsverlauf, Persönlichkeit und Verwandtschaft Schizophrener und ihre gegenseitigen Beziehungen. Thieme, Leipzig 1941.

Bleuler, M.: Das Wesen der Schizophrenieremission nach Schockbehandlung. Z. ges. Neurol. Psychiat. 173 (1941) 553.

Bleuler, M.: Die schizophrenen Geistesstörungen im Lichte langjähriger Kranken- und Familien-Geschichten. Thieme, Stuttgart, 1972.

Bleuler, M., G. Huber, G. Gross, R. Schüttler: Der langfristige Verlauf schizophrener Psychosen. Gemeinsame Ergebnisse zweier Untersuchungen. Nervenarzt, 47 (1976) 477.

Ciompi, L.: Catamnestic long-term studies on the course of life of schizophrenics. Schizophrenia Bulletin 6 (1980) 606.

Ciompi, L.: Review of follow-up studies on long term-evolution and aging in Schizophrenia, Paper presented at the International conference on schizophrenia and aging, National Institute of mental health, Washington DC, June 7-9, 1982. Erscheint demnächst.

Ciompi, L., C. Müller: Lebensweg und Alter der Schizophrenen. Eine katamnestische Langzeitstudie bis ins Senium. Springer, Berlin, Heidelberg, New York, 1976.

Ey, H.: Manuel de Psychiatrie, 4e édition, Masson, Paris 1974.

Gross, Gisela, G. Huber, R. Schüttler: Verlaufsuntersuchungen bei Schizophrenen, in Verlauf und Ausgang schizophrener Erkrankungen. 2. Weissenauer Schizophrenie-Symposion. Schattauer Verlag, Stuttgart, New York, 1973, S. 101.

Huber, G.: Zum Stand der Verlaufsforschung bei den Schizophrenen (Schlußbemerkungen). 2. Weissenauer Schizophrenie-Symposion. Schattauer Verlag, Stuttgart, New York, 1973, S. 259.

Huber, G.: Psychiatrie. Systematischer Lehrtext für Studenten und Ärzte. Schattauer, Stuttgart, New York 1974

Huber, G., G. Gross, R. Schüttler: Course and long term prognosis of schizophrenic illness. In: Biological mechanisms of Schizophrenia and Schizophrenia-like Psychoses, Ed.: Mitsuda and Fukuda, Tokio 19, 1974.

Kraepelin, E.: Psychiatrie, 8. Aufl. Barth, Leipzig, 1910.

Kraepelin E.: Einführung in die psychiatrische Klinik, 3. Aufl. Barth, Leipzig, 1916.

Marinow, A.: Über Verlauf, Ausgang und Prognose bei Schizophrenien. 4. Weissenauer Schizophrenie-Symposion. Schattauer, Stuttgart, New York, 1981, S. 135.

Marinow, A.: Klinisch-statistische und katamnestische Untersuchungen an chronisch Schizophrenen. Arch. Psychat. Nervenkr. 218 (1974) 115.

Müller, C.: Über das Senium Schizophrener. Karger, Basel, 1959.

Müller, C.: Schizophrenia in advanced age. Brit. J. Psychiat., 118 (1971), 347.

Müller, C.: Psychische Erkrankungen. Huber, Bern, Stuttgart, Wien, 1981.

Sternberg, E.: Verlaufsgesetzlichkeiten der Schizophrenie im Lichte von Langzeituntersuchungen bis zum Senium. 4. Weissenauer Schizophrenie-Symposion. Schattauer, Stuttgart, New York, 1981, S. 251.

Strömgren, E.: Verlauf der Schizophrenien, 2. Weissenauer Schizophrenie-Symposion. Schattauer, Stuttgart, New York, 1973.

Wo steht die genetische Schizophrenieforschung heute?

Edith Zerbin-Rüdin

1. Bestandsaufnahme

Die Familien-, Zwillings- und Adoptionsstudien sprechen deutlich für eine erbliche Grundlage der Schizophrenien. (Übersichten bei Gottesman u. Shields 1976, Rosenthal 1970, Zerbin-Rüdin 1980, 1982). Nachdem sie nicht mehr zu übersehen ist, sind sogar etliche Antigenetiker dazu übergegangen, sie als selbstverständlich vorhanden, aber natürlich ganz nebensächlich zu bezeichnen.

Ein klarer Erbgang läßt sich jedoch nicht erkennen. Man hat daher versucht, durch Verbesserung der Diagnostik und Methodik, durch Ein- und Ausschluß bestimmter Gruppen zu einer Krankheitseinheit mit Mendelschen Spaltungsziffern zu kommen – vergeblich. Dennoch brachten die Studien interessante Ergebnisse, von denen einige herausgegriffen seien.

Shields und Gottesman (1972) z.B. prüften die genetische Relevanz unterschiedlicher diagnostischer Gepflogenheiten, indem sie in einer Blindstudie ihre Zwillingsserie von 6 Psychiatern verschiedener Schulen diagnostizieren ließen. Bei weitherzigster Fassung des Schizophreniebegriffes waren zwar die Konkordanzzahlen am höchsten, aber die Differenz zwischen eineiigen (EZ) und zweieiigen (ZZ) Zwillingen, die bekanntlich das Kriterium für Erblichkeit darstellt, war am geringsten. Die weite Fassung war also genetisch nicht stichhaltig. Bei engster diagnostischer Abgrenzung waren erwartungsgemäß die absoluten Konkordanzen am niedrigsten, aber überraschenderweise war die Differenz zwischen EZ und ZZ ebenfalls recht niedrig. Anscheinend war etwas verlorengegangen, was in Wirklichkeit zur Schizophrenie gehört. Der deutlichste Konkordanzunterschied ergab sich bei mittelstrenger diagnostischer Abgrenzung, wie sie sich nach gemeinsamer Besprechung der Fälle in einer «Konsensusdiagnose» darstellte. Sie kommt offenbar der genetischen Grundlage der Schizophrenien am nächsten.

Kety et al. (1976) bezogen in ihrer dänisch-amerikanischen Adoptionsstudie die sog. schizophrenen Spektrumstörungen mit ein. Da man gar nicht weiß, was Schizophrenie eigentlich ist und was dazu gehört, ist es legitim, alle möglichen verdächtigen Störungen einzubeziehen, um nur ja nichts zu übersehen. Aber andererseits sind die Spektrumstörungen zum Teil recht vage definiert und zweifellos unspezifisch, z. B. «inadäquate Persönlichkeit». Cromwell (1978) meinte daher, ob es nicht sinnvoller wäre, anstatt der Spektrumstörungen lieber Störungen in Teilleistungsbereichen wie Aufmerksamkeit oder Informationsaufnahme und -verarbeitung zu untersuchen, sowie psychophysiologische High-Risk-Faktoren, Gebiete, auf denen auch Heimann gearbeitet hat. Merkwürdigerweise wurde mit Hereinnahme der Spektrumstörungen der Unterschied zwischen den Erkrankungsrisiken von Blutsverwandten und Adoptivverwandten größer, der Erbfaktor als deutlicher. Dies steht im Gegensatz zu der eben erwähnten Zwillingsstudie, läßt sich aber durch Unterschiede in den biologischen Verhältnissen, in Methodik und Diagnostik teilweise erklären.

Das Schizoid wurde schon seit jeher der Zugehörigkeit zur Schizophrenie verdächtigt und Heston (1970) glaubte neuerdings, bei Einbeziehung schizoider Persönlichkeiten einen einfach dominanten Erbgang zu erkennen; er mußte seine Ansicht jedoch später revidieren (Shields et al. 1975).

Zur Erklärung des Fehlens von Mendelziffern zog man Hilfshypothesen heran, und zwar Heterogenie, Polygenie und Manifestationsschwankungen durch Umwelteinflüsse.

Heterogenität der Schizophrenien ist um so wahrscheinlicher, als sich auch klinisch weit einheitlichere und besser definier- und abgrenzbare Krankheiten wie Taubheit oder Muskeldystrophien als genetisch heterogen herausgestellt haben. Es ist klar, daß man in einem Sammeltopf keinen klaren Erbgang erkennen kann. Mitsuda hielt die Schizophrenien für derart heterogen, daß die Untersuchung von Serien überhaupt sinnlos sei. Die Heterogenie bezieht sich nicht auf die klassischen Untergruppen nach Kraepelin und Bleuler; diese lassen sich genetisch nicht scharf trennen, obwohl gewisse Unterschiede bestehen. Das hat auch eine kürzliche Untersuchung von Scharfetter 1982 wieder gezeigt. Wenn es nicht gelingt, einzelne Formen wirklich herauszuschälen, bleibt Heterogenie ein leerer Begriff.

Ähnliches gilt für die zweite Hilfshypothese, Polygenie. Selbst wenn jedes einzelne Genpaar den Mendelschen Regeln folgt, läßt sich dies bei der Vielzahl beteiligter Gene nicht mehr erkennen. So einleuchtend dieses Konzept ist, so wenig führt es weiter, solange nicht einzelne Faktoren tatsächlich identifiziert werden können.

Amerikanische Autoren haben polygene und monogene Erbgangsmodelle sowie multifaktorielle Schwellenmodelle aufgestellt und mit den empirischen Daten verglichen. Die Ergebnisse sind höchst widersprüchlich. Gelegentlich schienen die gleichen empirischen Daten einem Autor mit einem polygenen Modell in Einklang zu stehen, einem anderen jedoch mit einem monogenen Modell. Mitunter paßte kein Modell oder es paßten mehrere (Gottesman u. Shields 1976, Matthysse 1976, Matthyse u. Kidd 1976). Die biometrischen, mathematisch-statistisch analysierenden Methoden haben offensichtlich eine Grenze erreicht und besitzen für die zukünftige Forschung kaum noch Wert. Morton (1980) hat dies so ausgedrückt: «Die Theorie der quantitativen Genetik ist ein sicheres, in sich geschlossenes Modell. Aber ohne die Herausforderung durch alternative Hypothesen ist sie wie eine Fliege im Bernstein, ein reizendes Relikt früherer Vitalität!» Man sollte die Suche nach einzelnen verifizierbaren, realen Faktoren intensivieren.

Die dritte Hilfshypothese zieht Umwelteinflüsse heran. Nichtgenetische Einflüsse sind beteiligt, kein Zweifel, und die Tatsache, daß EZ-Paare trotz ihres identischen Erbgutes zu etwa 40% Schizophrenie-diskordant bleiben, zeigt, daß die Erbanlage allein für eine manifeste schizophrene Psychose nicht ausreicht. Die nichtgenetischen Faktoren sind aber offenbar andere, als die traditionellerweise angeschuldigten. Insbesondere die rein psychogenetischen Theorien mußten sich in den letzten Jahren zahlreiche Abstriche gefallen lassen. Eine Kritik der bekanntesten Theorien über intrafamiliäre Kommunikationsstörungen als Schizophrenieursache, wie schizophrenogene Mutter, double bind usw., gab Hirsch (1978, 1979). Dunham (1939), Koautor von Faris bei der klassischen Arbeit über die Kausalwirkung schlechter sozialer Verhältnisse, widerrief 1976 seine Aussage auf Grund einer neuen Untersuchung mit verbesserter Methodik: Soziale Klasse ist kein ätiologischer Faktor bei Entstehung der Schizophrenie. Psychische Traumen können im individuellen Fall enge Beziehung zum Krankheitsausbruch besitzen. Sie fehlen aber bei den meisten anderen Patienten und werden Millionen Male erlebt und gesund überstanden. Ein niedrigeres Geburtsgewicht der späteren Schizophrenien ist ebenso oft behauptet (Pollin u. Stabenau 1968, Torrey 1977) wie widerlegt worden (Fischer 1972, de Horn 1977, Shields u. Gottesman 1977). Es könnte höchstens, ebenso wie prä- und perinatale Komplikationen (Mirdal et al. 1977), als *ein* Auslöser unter vielen anderen wirken und die spätere Manifestation vorprogrammieren. Auch Situationen, die eine überdurchschnittlich häufige zeitliche Beziehung zum Ausbruch einer Schizophrenie zeigen, insbesondere Zeiten hormoneller Umstellungen wie Adoleszenz, Wochenbett und Klimakterium sind weder notwendig noch ausreichend.

Die Auslöser sind offenbar weitgehend unspezifisch und die Manifestation der schizophrenen Anlage scheint durch mehr oder weniger zufällige Konstellationen, durch Summierung von mehr oder weniger alltäglichen

Belastungen zu erfolgen. In dieser Sicht würden die verschiedensten psychischen Traumen über identische somatische Zwischenglieder wirksam. Zusammenfassend kann man sagen:

1. Die familiären empirischen Erkrankungsziffern stehen im wesentlichen fest. Weitere Untersuchungen alten Stils dürften nichts Neues bringen.
2. Erbfaktoren sind beteiligt, Mendelziffern sind nicht zu erkennen. Der Streit um den Erbgang ist sinnlos, mathematische Erbgangsmodelle helfen nicht weiter.
3. Nichtgenetische Faktoren sind beteiligt.
4. Art der Erbfaktoren wie auch der nichterblichen Komponente ist unbekannt.

Es läßt sich also eine gewisse Stagnation in der genetischen Schizophrenieforschung erkennen. Aber neue Horizonte zeichnen sich bereits ab.

Die psychiatrische Genetik ging ursprünglich von der Schizophrenie und vom Gen als Einheiten aus und sie bewegte sich bis vor kurzem ausschließlich auf der genfernsten phänotypischen, erscheinungsbildlichen Ebene, – mußte sich dort bewegen, da keine andere Möglichkeit bestand.

Inzwischen befinden sich Gesellschaft, Familie, Kunst usw. in Auflösung; das Atom, das kleinste Unteilbare der Antike, ist längst zerfallen. Dieser allgemeine Trend hat auch die Schizophrenie und das Gen nicht verschont. Die Schizophrenien werden schon lange nicht mehr als Einheit angesehen und «The genes were blown to pieces» (Bodmer 1981), die Gene wurden in Stücke gesprengt. Man denkt heute mehr in DNS-Sequenzen als in Genen, wenn auch Wort und Begriff des Gens beibehalten worden sind. Die mendelistische Genetik ist in den Schatten der Molekulargenetik gerückt. Mendelnde Merkmale machen im sichtbaren Bereich ja auch nur einen kleinen Teil aus.

Der Zerfall der Einheiten hat ungeahnte neue Möglichkeiten und Perspektiven eröffnet. Der Wissenszuwachs brachte eine wachsende Spezialisierung mit sich und diese hat leider dazu geführt, daß es praktisch kaum noch möglich ist, alle einschlägigen Gebiete gleich gut zu beherrschen. Welcher Psychiater weiß über «hüpfende» und überlappende Gene Bescheid, und welcher Genetiker über die feineren Unterschiede europäischer und amerikanischer Schizophreniediagnostik, von unterschiedlichen Auffassungen verschiedener Ordinarien gar nicht zu reden! Beide können nicht alle biochemischen Neuentdeckungen überblicken und der Biochemiker hinwiederum geht mitunter etwas unbekümmert mit psychiatrischen Diagnosen und genetischen Gegebenheiten um. Darin liegt eine große Schwierigkeit für die interdisziplinäre Schizophrenieforschung.

2. Neue Aktivitäten

Wo also liegen heute neue, aussichtsreiche Aktivitäten der genetischen Schizophrenieforschung?

Generell gesagt: Man sucht die Forderung von Bodmer (1981) zu erfüllen, nämlich von der Spitze der Komplexität, d. h. vom Phänotyp, dem Erscheinungsbild, herabzusteigen auf gennähere Ebenen, zur konkreten Realität der Molekularbiologie. Freilich muß man dann vom Grund wieder hinaufklettern und das Wissen der Molekulargenetik einbringen in die Analyse der komplexen Phänotypen. In der Praxis bedeutet das schlicht, daß man bevorzugt nach faßbaren somatischen Einzelfaktoren oder zumindest deutlich abgrenzbaren Untergruppen fahndet.

Die derzeitigen Forschungsstrategien umfassen:
Neue syndromatische Unterteilungen (Nicht Kraepelinsche Untergruppen)
Suche nach genetischen Markern
Neurophysiologische Untersuchungen
Neurochemische Untersuchungen
Immunologische Untersuchungen
«Symptomatische» Schizophrenien

Mit Ausnahme der Arbeiten über genetische Marker sind die wenigsten Untersuchungen expressis verbis genetisch angelegt, aber die meisten enthalten eo ipso genetische Fragestellungen.

Die Möglichkeiten syndromaler Unterteilungen sind wohl noch nicht ausgeschöpft, vgl. Angst in diesem Band S. 23 ff. Eine weitere Möglichkeit: Crow et al. (1981) unterteilten die Schizophrenien in Typ I mit «positiven», d. h. im wesentlichen produktiven Symptomen, und Typ II mit negativen, d. h. Defizienzsymptomen. Nur Typ II zeigte im Tomogramm und post mortem erweiterte Ventrikel. Das Ausmaß der Erweiterung stand bei Schizophrenen und Depressiven in Beziehung zu intellektuellem Abbau (gemessen in zeitlicher Desorientiertheit), war aber bei den Schizophrenen jeweils deutlich größer, also nicht allein durch Altersabbau bedingt. Das erinnert an Huber et al. (1974), die eine Erweiterung des 3. Ventrikels vorwiegend bei Patienten mit «Residualsyndrom mit reinem Defekt» fanden. Durchschnittlich größere Ventrikel bei Schizophrenen werden zwar nicht allgemein bestätigt (Gattaz et al. 1981, Mundt et al. 1980), und Familienuntersuchungen über Schizophrenie und Ventrikelgröße gibt es wohl bis jetzt nicht. Aber es wäre immerhin möglich, daß eine neurochemische Funktionsstörung schließlich zu diskreten und streng lokalisierten Strukturveränderungen im Gehirn führt, wobei offen bleibt, ob dies im Prinzip bei allen Schizophrenen möglich ist oder nur für eine distinkte Untergruppe zutrifft.

Zunehmender Beliebtheit erfreut sich die Suche nach genetischen Markern (genetic markers). Ein genetischer Marker ist ein Merkmal mit bekanntem Erbgang und/oder bekannter chromosomaler Lokalisierung, welches überdurchschnittlich häufig mit dem fraglichen Merkmal gemeinsam vorkommt und es dadurch sozusagen markiert.

Man hat besonders nach einer Beziehung zwischen Schizophrenien und HLA-System gesucht. Die Resultate sind jedoch enttäuschend. Manche Autoren fanden eine Beziehung zu *dieser* HLA-Gruppe, andere zu *jener* (Gattaz et al. 1980, Gattaz u. Beckmann 1981) und manche zu *keiner* (Fontana et al. 1980). Die Assoziationen, falls überhaupt vorhanden, sind nur schwach, und sie wurden nicht in Familienuntersuchungen, sondern in epidemiologischen Untersuchungen gewonnen. Die Situation scheint bestenfalls der beim Magenulcus zu gleichen: Dort ist eine schwache Korrelation zur Blutgruppe 0 seit längerer Zeit gesichert, ohne daß dies zu weiteren Erkenntnissen oder praktischen Folgerungen geführt hätte.

Motulsky (1981), ein bekannter amerikanischer Genetiker, meinte, die Wahrscheinlichkeit sei gering, daß eine zufällig herausgegriffene Krankheit (Schizophrenie) und ein ebensolcher genetischer Polymorphismus (HLA-System) etwas miteinander zu tun haben. Die Kodierung für den HLA-Komplex liegt auf Chromosom 6. Ein weiterer, als genetischer Marker herangezogener Faktor, Gc, ist auf Chromosom 4 kodiert. Auch für ihn ergaben sich keine einheitlich positiven Befunde. Mit wachsendem Wissen kann die genetic-marker-Methode dennoch plötzlich zum Erfolg führen.

Interessant sind einige Berichte über schizophrenieartige Symptomatik bei Patienten mit Anomalien von Chromosom 18, selten 15 oder 20. Es handelt sich vorwiegend um Deletionen, d. h. um Stückverluste, oder um Ringchromosomen, deren Bildung auch meist auf einem Stückverlust beruht. Einige Patienten mit Ringchromosom 18 boten Symptome einer frühjuvenilen Schizophrenie (Schinzel, 1981) und bei 4 Patienten mit Deletion des langen Armes von Chromosom 18 reichte die Symptomatik der psychotischen Episoden von schizophrenieartig über atypisch bis maniear-tig (Krag-Olsen u. Nielsen 1981). Psychotische Episoden kommen nur bei bestimmten Chromosomenanomalien 18 vor, und bei gleicher Chromosomenanomalie können verschiedenartige psychotische Bilder auftreten; sie sind immer von Schwachsinn begleitet, der bei klassischer Schizophrenie ja gerade fehlt. Dennoch wären biochemische Untersuchungen solcher Fälle wichtig.

Die Biochemie nimmt derzeit eine Schlüsselstellung in der Schizophrenieforschung ein (vgl. Ackenheil in diesem Band S. 63 ff.). Insbesondere die Neurotransmitter werden intensiv untersucht. Andere Ansätze betreffen Neurohormone, endogene Opioide und andere Neuropeptide. Die wenigen neurochemischen Untersuchungen, die primär von genetischen Fragestellungen ausgehen, sind meist tierexperimentell und haben also keinen direkten Bezug zur Schizophrenie. Man will erst einmal die genetische Regulierung der Neurotransmitter, ihrer auf- und abbauenden Enzyme und ihrer Rezeptoren überhaupt herausfinden und dann erst ihr Funktionieren und ihre Variationsbreite innerhalb von Norm und Psychopathologie (Petersen et al. 1982). Diese Art der Forschung auf molekularer Ebene mit Methoden der DNS-Rekombination und Gen-Isolierung war u. a. auf dem Gebiet des β-Endorphin-Systems (Barchas u. Sullivan 1982) bereits recht erfolgreich.

Der zwingende Verdacht, daß die Katecholamine, insbesondere das Dopamin, in irgendeiner Form am schizophrenen Geschehen beteiligt sind, ergab sich zunächst nicht aus der Beobachtung, daß dem devianten Verhalten eine Anomalie der Transmitterfunktion zugrunde liege, sondern aus der Beobachtung der Wirkungsweise und der Angriffspunkte potenter Psychopharmaka. Die Erforschung der Katecholamine wurde zu einem rasch wachsenden Gebiet der Pharmakogenetik.

Diese Ergebnisse wurden großenteils tierexperimentell gewonnen (Ciaranello u. Boehme 1982), jedoch liegen auch Untersuchungen an menschlichen Populationen vor (Weinshelbaum 1979, Petersen et al. 1982).

Ein Beispiel für genetisch orientierte Forschung vorwiegend am Menschen bietet die Monoaminooxydase (MAO). Sie spielt eine wichtige Rolle im Stoffwechsel mehrerer Transmitter und ihre Aktivität in Thrombozyten zeigte sich nicht nur bei schizophrenen Patienten erniedrigt, sondern auch bei beiden Partnern schizophrenie-diskordanter Zwillingspaare (Wyatt et al. 1973, 1979). Das wurde mit Recht als genetisch bedingt gedeutet. Aber ob es etwas mit Schizophrenie zu tun hat? Bei bipolaren Patienten war nämlich ebenfalls eine erniedrigte MAO-Aktivität festgestellt worden, allerdings auch eine erhöhte oder unauffällige (Übersicht bei Belmaker et al. 1976, Maubach et al. 1981). Propping u. Friedl (1979) in Heidelberg schließlich fanden zwar eine signifikante Eltern-Kind-Korrelation der MAO-Aktivität, aber keinen Unterschied zwischen Schizophrenen und deren Verwandten einerseits und Kontrollen andererseits. Varianten der MAO-Aktivität sind also offenbar genetisch kontrolliert (Winter et al. 1981, Friedl et al. 1981), aber nicht krankheitsspezifisch.

Die Sache wird dadurch kompliziert, daß an den Thrombozyten MAO Typ B gemessen wurde, während das Gehirn MAO Typ A und B enthält und adrenerge Neurone nur Typ A besitzen sollen, welche sich aus Fibroblasten kultivieren läßt (Pintar u. Breakefield 1982). Schließlich könnte herabgesetzte MAO-Aktivität (A oder B) nur für einen Teil der Schizophrenien verantwortlich sein. Bei der großen Komplexität der schizophrenen Störung ist wohl nicht eine einzige und einzelne biochemische Störung verantwortlich.

Eine neurochemische Abweichung bei einem schizophrenen Patienten kann Ursache, Folge oder Begleiterscheinung der manifesten Psychose sein. Findet sie sich aber auch bei seinem diskordanten, nichtschizophrenen EZ-Partner, so liegt der Verdacht auf einen zu Schizophrenie disponierenden Erbfaktor nahe. Auf Grund dieser Überlegung suchte die Gruppe um Stabenau und Pollin am NIMH (National Institute of Mental Health) in Bethesda über 20 Jahre nach relevanten biochemischen Variablen im Harn Schizophrenie-diskordanter Zwillinge, aber ohne wesentliche Ergebnisse. Harn ist eben vom Gehirn ziemlich weit entfernt und durch die Blut-Hirnschranke getrennt.

Beim gegenwärtigen Stand des Wissens ist es nicht sinnvoll, bzw. finanziell und personell nicht möglich, alle verdächtigen Substanzen an Verwandten oder Zwillingspartnern von Schizophrenen zu überprüfen. Aber es wäre doch höchst wünschenswert, einzelne, besonders verdächtige Anwärter, z. B. das Dopamin mit seinen Enzymen und seinen Bindungsstellen mit neuesten Methoden an Schizophrenie-diskordanten EZ-Paaren zu untersuchen.

Bezüglich der EEG-Befunde herrscht Einigkeit lediglich darüber, daß Schizophrene häufig EEG-Abweichungen aufweisen. Im übrigen sind die Ergebnisse widersprüchlich. Insbesondere besteht Uneinigkeit, ob EEG-Abweichungen Ausdruck der Disposition zu Schizophrenie oder Folge oder Begleiterscheinung der Psychose sind. Auch die spärlichen genetischen Untersuchungen brachten keine Klärung. Itil (1978) z.B. fand EEG-Abweichungen nicht nur bei schizophrenen Patienten, sondern auch bei deren unauffälligen Nachkommen. Sie scheinen also der Anlage nahe zu stehen. Andererseits besteht eine deutliche Korrelation zwischen Besserung des psychischen Zustandes und Normalisierung der EEG-Auffälligkeiten, die also offensichtlich Folge der psychischen Störung sind.

Ivanitzky u. Natalevich (1969) stellten EEG-Anomalien häufiger bei Schizophrenen mit familiärer Belastung fest, als bei Kranken ohne Belastung. Sie schlossen daraus, daß es erbliche Formen *mit* EEG-Anomalien und nichterbliche Phänokopien *ohne* solche gibt; die EEG-Anomalien sind also Ausdruck der Erbanlage. Leibovicz u. Livshitz (1967) dagegen fanden, daß EEG-Unterschiede bei Zwillingspaaren in Beziehung zum klinischen Zustand standen und bei ZZ nicht größer waren als bei EZ; folgerichtig sahen sie die EEG-Anomalien als Folge des Krankheitsprozesses an. Mit verbesserter Methodik und Diagnostik könnten auch auf diesem Gebiet wohl noch Aufschlüsse gewonnen werden.

Mednick u. Schulsinger (1968) fanden an nichtkranken Kindern von Schizophrenen als charakteristisches Merkmal eine erhöhte Konditionierbarkeit der elektrodermalen Hautreaktion und erhöhte Reizgeneralisierung, kurz eine schnelle und überschießende Reaktion des autonomen

Nervensystems und sahen darin eine Bestätigung ihrer Lerntheorie der Schizophrenie. Eine wirkliche Bestätigung kann erst nach Jahren die Katamnese bringen. Befunde, die den Mednickschen widersprechen, wurden bereits jetzt erhoben (Zahn 1977, siehe auch Straube in diesem Band S. 105 ff.).

Hanson et al. (1976) z. B., sehen einen brauchbaren Prädiktor in ganz anderen Merkmalen, nämlich in der Kombination von herabgesetzter motorischer Geschicklichkeit, großen Leistungsschwankungen bei Denkaufgaben und «präschizophrenen» Persönlichkeitsmerkmalen.

Auch immunbiologische Theorien fanden Eingang. Besonders russische Autoren sehen die Schizophrenie als Autoimmunkrankheit, denn sie fanden Hirnantikörper und sensibilisierte Lymphozyten im Serum von Schizophrenen und ihren nächsten Blutsverwandten erhöht (Vartanian u. Gindilis 1972). Die Bestätigung steht aus.

Dem antithymischen Immunfaktor war eine Studie der WHO gewidmet (Koliaskina et al. 1980), der trotz der eher negativen Ergebnisse eine zweite folgen soll (Morozov 1981). Die Seren aller Menschen besitzen antithymische Aktivität (ATA), aber bei Schizophrenen soll sie signifikant erhöht sein und nach Vartanian (1978) auch bei einem Teil von deren Verwandten. Jedoch ist die Schwankungsbreite der ATA im Normbereich offenbar sehr groß.

Der gute, alte «Schizokokkus» ist nun in verwandelter Form wieder ins Gespräch gekommen. Ursprünglich ironisch gemeint und spezifisch gedacht, wird er jetzt ernsthaft in Form von eher unspezifischen Viren diskutiert. Im vergangenen Jahr fand das erste Symposium für Psychovirologie statt. Man weist darauf hin, daß bei Kuru lange ein X-chromosomalrezessiver Erbgang vermutet wurde, bevor sich die Virusgenese herausstellte. Allerdings fehlen bei den Schizophrenien morphologische Hirnbefunde wie bei Kuru oder Jakob-Creutzfeldscher Krankheit. Ferner stützt man sich auf Befunde eines erhöhten Vorkommens viraler Antigene und Antikörper im Serum und besonders Liquor cerebrospinalis Schizophrener (Porrey et al. 1978, Morozov 1981), die allerdings von anderen Autoren nicht bestätigt wurden (Chacon et al. 1975, Fontana et al. 1980). Viren oder Viruspartikel können lange Zeit latent im Organismus verweilen, und, wie experimentell gezeigt wurde, sogar in das Genom integriert und weiter vererbt werden, ohne eine Immunreaktion auszulösen. Dennoch ist zu fragen, warum bei dem weit verbreiteten Virusbefall nur so wenige Menschen mit Schizophrenie reagieren?

Als letzte, vielversprechende Ansatzmöglichkeit sei das Studium symptomatischer Schizophrenien im weitesten Sinn genannt, d. h. schizophrenieartiger Zustände, die bei einer bekannten körperlichen Grundstörung überdurchschnittlich häufig, aber nicht obligat vorkommen. Prinzipiell gibt es drei Möglichkeiten: Es liegt ein zufälliges Zusammentreffen vor, oder das Grundleiden (warum gerade dieses?) bringt eine latente Schizophrenie zur Manifestation, oder es greift an der gleichen Stelle in die normalen Abläufe ein wie ein pathologisches Gen. Rein exogene Phänokopien gelten als selten. Bei Hirnverletzungen und -tumoren ist an ein zufälliges Zusammentreffen zu denken, bei Drogenpsychosen und Wochenbettpsychosen an Manifestationsauslösung und bei schizophrenen Bildern bei Temporallappenepilepsie noch am ehesten an einen kausalen Zusammenhang.

Eine schon etwas ältere Zusammenstellung von schizophrenieartigen Psychosen bei organischen Störungen des Zentralnervensystems stammt von Davison und Bagley (1969). Auf schizophrenieartige Bilder bei Chromosomenanomalien wurde bereits hingewiesen. Eine hochinteressante, jedoch bis jetzt wenig beachtete Erscheinung ist das gelegentliche Vorkommen schizophrener Symptomatik bei biochemisch mehr oder weniger aufgeklärten Erbleiden, z. B. der Porphyrie Waldenström (eigene Beobachtung, Wetterberg 1979), oder der adulten Form der metachromatischen Leukodystrophie (Manowitz et al. 1978).

Die Schwierigkeiten bei der Bewertung «symptomatischer» Psychosen demonstriert eine Untersuchung über psychotische Bilder nach Herzoperationen von Meyendorf (1976) hervorragend. Handelt es sich um Phänokopien? Autoptisch gefundene Mikroembolien im Gehirn könnten dafür sprechen. Oder um psychoreaktive Störungen? Es wäre begreiflich! Oder um Auslösung latenter Anlagen? Eigenanamnese und Familienanamnese lassen bei einem Teil der Fälle darauf schließen. Vermutlich kommen alle drei Möglichkeiten vor.

Die Verhältnisse sind also kompliziert. Es ist höchst wahrscheinlich, daß nicht jeder Mensch schizophren werden kann, auch unter noch so schwerer Belastung nicht. Andererseits braucht nicht jeder Träger der genetischen Anlage wirklich zu erkranken. Die Erkrankung ist nicht bereits bei Geburt starr vorprogrammiert. Das zeigen die diskordanten EZ Paare. Je besser man die Ursache kennt, umso besser kann man Therapie und Prävention betreiben, wenn freilich auch symptomatische Behandlung möglich und oft erfolgreich ist.

Literatur

Barchas, J. D., S. Sullivan: Opioid peptides as neuroregulators: Potential areas for the study of genetic-behavioral mechanisms. Behavior Genetics 12 (1982) 69–91.

Belmaker, R. H., R. Ebstein, R. Rimon, R. J. Wyatt, D. L. Murphy: Electrophoresis of platelet monoamine oxidase in schizophrenia and manic-depressive illness. Acta Psychiat. Scand. 54 (1976) 67–72.

Bodmer, W. F.: The William Allan Memorial Award Address: Gene clusters, genome organization, and complex phenotypes. When the sequence is known, what will it mean? Amer. J. Hum. Genetics 33 (1981) 664–682.

Chacon, C., M. Monro, J. Harper: Viral infection and psychiatric disorders. Acta Psychiat. Scand. 51 (1975) 101–103

Ciaranello, R. D., R.E . Boehme: Genetic regulation of neurotransmitter enzymes and receptors: Relationship to the inheritance of psychiatric disorders. Behavior Genetics 12 (1982) 11–35

Cromwell, R. L.: Concluding comments. In: Wynne, L. C., R. L. Cromwell, S. Matthysse, (Eds.): The nature of schizophrenia. pp. 76–83; John Wiley & Sons, New York – Chichester – Brisbane – Toronto 1978

Crow, T. J., J. A. Corsellis, A. J. Cross, C. D. Frith et al.: The search for changes underlying the type II syndrome in schizophrenia. In: Perris, C., Struwe, G., Jansson, B. (Eds.): Biological Psychiatry 1981, pp. 727–731, Elsevier/North Holland, Amsterdam – New York – Oxford 1981

Davison, K., C. R. Bagley: Schizophrenia-like psychoses associated with organic disorders of the central nervous system: A review of the literature. In: Herrington, R. N. (Ed.): Current problems in neuropsychiatry. Ashford-Kent: Headly Brothers 1969

Dunham, H. W.: Society, culture, and mental disorder. Arch. Gen. Psychiat. 33 (1976) 147–156

Faris, R. E., H. W. Dunham: Mental disorders in urban areas. University Chicago Press, Chicago 1939

Fischer, M.: Umweltfaktoren bei der Schizophrenie. Intrapaarvergleiche bei eineiigen Zwillingen. Nervenarzt 43 (1972) 230–233

Fontana, A., U. Storck, J. Angst, R. Dubs, A. Abegg, P. J. Grob: An immunological basis of schizophrenia and affective disorders? Neuropsychobiology 6 (1980) 284–289

Friedl, W., J. Krüger, P. Propping: Intraindividual stability and extent of genetic determination of platelet monoamine oxidase activity. Pharmacopsychiatria 14 (1981) 83–86

Gattaz, W. F., S. Kasper, H. Beckmann: HLA Antigens, schizophrenia and brain atrophy. Brit. J. Psychiat. 137 (1980) 398–399

Gattaz, W. F., H. Beckmann: Das HLA System in der psychiatrischen Forschung. Fortschr. Neurol. Psychiat. 49 (1981) 145–151

Gattaz, W. F., S. Kasper, K. Kohlmeyer, H. Beckmann: Die kraniale Computer Tomographie in der Schizophrenieforschung. Fortschr. Neurol. Psychiat. 49 (1981) 286–291

Gottesman, I. I., J. Shields: A critical review of recent adoption, twin, and family studies of schizophrenia: Behavioral genetics perspectives. Schizophrenia Bull. 2 (1976) 360, US Dept. Health, Ed. Welf. 398

Hanson, D. R., I. I. Gottesman, L. H. Heston: Some possible childhood indicators of adult schizophrenia inferred from children of schizophrenics. Brit. J. Psychiat. 129 (1976) 142–154

Heston, L. L.: The genetics of schizophrenic and schizoid disease. Science 167 (1970) 249

De Horn, A. B., M. E. Strauss: Birthweights of male and female schizophrenics' offspring. Acta Psychiatr. Scand. 55 (1977) 321–329

Hirsch, S. R.: Current status of the parental causation hypothesis in schizophrenia. In: R. N. Gaind, B. L. Hudson (eds.): Current themes in psychiatry 1, pp. 33–46; Macmillan, London – Basingstoke 1978

Hirsch, S. R.: Eltern als Verursacher der Schizophrenie. Der wissenschaftliche Stand einer Theorie. Nervenarzt 50 (1979) 337–345

Huber, G.: Indizien für Somatosehypothese bei den Schizophrenien. Fortschr. Neurol. Psychiatrie 44 (1976) 77–94

Itil, T. M.: Qualitative und quantitative EEG-Befunde bei Schizophrenen. EEG-EMG 9 (1978) 1–13

Ivanitsky, A. M., E. S. Natalevich: Comparative clinico-electroencephalographic investigation of schizophrenic patients with and without hereditary loading. Zit. nach Exc. Med. (Amsterdam), Human Genetics 7 (1969) 281

Kety, S. S., D. Rosenthal, P. H. Wender, F. Schulsinger: Studies based on a total sample of adopted individuals and their relatives: Why they were necessary, what they demonstrated and failed to demonstrate. Schizophrenia Bull. 2 (1976) 413–428, US Dept. Health, Ed. Welf.

Kolianskina, G., M. Tsutsulkovskaya, I. Domashneva, T. Maznina et al.: Antithymic immune factor in schizophrenia. (A world health organization study), Neuropsychobiology 6 (1980) 349–355

Krag-Olsen, B., B. H. Brask, P. Jacobsen, J. Nielsen: Is there an increased risk of psychoses in patients with ring 18 and deletion long arm 18? In: Schmid, W., J. Nielsen (Eds.): Human behavior and genetics. pp. 211–220, Elsevier/North Holland, Amsterdam – New York – Oxford 1981

Leibovich, F. A., E. J. Livschitz: The genetic aspect of electroencephalographic and electrocardiographic investigations of schizophrenic twins. Zit. nach Exc. Med. (Amsterdam) Hum. Genet. 5 (1967) 259

Manowitz, P., A. Kling, H. Kohn: Clinical course of adult metachromatic leucodystrophy presenting as schizophrenia. J. Nerv. Ment. Dis. 166 (1978) 500–506

Matthysse, S. W.: Theoretical commentary on Gottesman and Shields' review. Schizophrenia Bull. 2 (1976) 445–446

Matthysse, S. W., K. K. Kidd: Estimating the genetic contribution to schizophrenia. Amer. J. Psychiatry 133 (1976) 185

Maubach, M., K. Diebold, W. Friedl, P. Propping: Platelet MAO activity in patients with affective psychosis and their first degree relatives. Pharmacopsychiatria 14 (1981) 87–93

Mednick, S. A., F. Schulsinger: Some premorbid characteristics related to breakdown in children with schizophrenic mothers. In: Rosenthal, D., S. S. Kety (Eds.): The transmission of schizophrenia, Pergamon Press 1968

Meyendorf, R.: Hirnembolie und Psychose. J. Neurol. 213 (1976) 163

Mirdal, G. M., D. Rosenthal, P. H. Wender, F. Schulsinger: Perinatal complications of offspring of psychotic parents. Brit. J. Psychiat. 130 (1977) 495–505

Mitsuda, H. (ed.): Clinical genetics in psychiatry. Igaku Shoin, Tokyo 1967

Morozov, P.: Historical background of virological research in psychiatry and the role of WHO in the present stage of investigations. In: C. Perris, G. Struwe, B. Jansson (eds.): Biological psychiatry 1981, pp. 53–58; Elsevier/North Holland, Amsterdam – New York – Oxford 1981

Morozov, P.: International collaboration on biological approaches to classification of mental disorders: Viewpoint of the WHO. In: C. Perris, G. Struwe, B. Jansson (eds.): Biological psychiatry 1981, pp. 496–501; Elsevier/North Holland, Amsterdam – New York – Oxford 1981

Morton, N. E.: Review of «Mathematical theory of quantitative genetics» by Bulmer 1980. Soc. Biology 27 (1980) 164

Mundt, CH., W. Radü, E. Glück: Computertomographische Untersuchungen der Liquorräume an chronisch schizophrenen Patienten. Nervenarzt 51 (1980) 743–748

Motulsky, A. G.: Some research approaches in psychiatric genetics. In: E. Gershon, S. Mattysse, X. O. Breakefield R. D. Ciaranello (eds.): Genetic research strategies in psychobiology and psychiatry. Elsevier/North Holland, Amsterdam – New York – Oxford 1981

Petersen, D. R., A. C. Collins, R. G. Miles: An overview of the genetics of psychopathology. Behavior Genetics 12 (1982) 3–10

Pintar, J. E., X. O. Breakefield: Monoamine oxidase (MAO) activity as a determinant in human neurophysiology. Behavior Genetics 12 (1982) 53–68

Pollin, W., I. R. Stabenau: Biological, psychological and historical differences in a series of monozygotic twins discordant for schizophrenia. In: D. Rosenthal, S. Kety (eds.): The transmission of schizophrenia. pp. 317–332, Pergamon Press, Oxford – London – New York 1968

Propping, P., W. Friedl: Platelet monoamine oxidase activity in first-degree relatives of schizophrenic patients. Psychopharmacology 65 (1979) 265–272

Reich, T., J. H. James, C. A. Morris: The use of multiple thresholds in determining the mode of transmission in semi-continuous traits. Annals Hum. Genet. 36 (1972) 163

Rosenthal, D.: Genetic theory and abnormal behavior. McGraw-Hill, New York 1970

Scharfetter, C.: Schizophrenia's classical subtypes-A family heredity study. Arch. Psychiat. Nervenkr. 231 (1982) 443–447

Schinzel, A.: Particular behavioral symptomatology in patients with rarer autosomal chromosome aberrations. In: W. Schmid, J. Nielsen (eds.): Human behavior and genetics. pp. 195–202, Elsevier/North Holland, Amsterdam – New York – Oxford 1981

Schüttler, R., G. Huber, G. Gross: Psychopathologische Remissionstypen bei Schizophrenen und echoencephalographischer Befund. Arch. Psychiat. Nervenkr. 218 (1974) 251–264

Shields, J., I. I. Gottesmann: Cross-national diagnosis of schizophrenia in twins. Arch. Gen. Psychiatry 27 (1972) 725

Shields, J., I. I. Gottesmann: Obstetric complications and twin studies of schizophrenia: Clarifications and affirmations. Schizophrenia Bull. 3 (1977) 351

Shields, J., L. L. Heston, I. I. Gottesmann: Schizophrenia and the schizoid. The problem for genetic analysis. In: R. R. Fieve, D. Rosenthal, H. Brill (eds.): Genetic research in psychiatry. pp. 167–197; John Hopkins University Press, Baltimore 1975

Stabenau, J. R., W. Pollin, L. R. Mosher, Ch. Chase, Ch. Grohman, A. J. Friedhoff, W. Turner: Study of monozygotic twins discordant for schizophrenia. Arch. Gen. Psychiat. 20 (1969) 145–158

Torrey, E. F.: Birth weights, perinatal insults, and HLA types: Return to «original din». Schizophrenia Bull. 3 (1977) 347–351

Torrey, E. F., M. R. Petersen, W. L. Brannon, W. T. Carpenter, R. M. Post, D. P. van Kammen: Immunoglobulins and viral antibodies in psychiatric patients. Brit. J. Psychiat. 132 (1978) 342–348

Vartanian, M. A., V. M. Gindilis: Genetic models and biological research in schizophrenia: In: Kaplan, A. R. (ed.): Genetic factors in «schizophrenia». pp. 327–338, Thomas, Springfield, Ill. 1972

Weinshilboum, R. M.: Catecholamine biochemical genetics in human populations. In: Breakefield, X. O. (ed.): Neurogenetics. Genetic approaches to the nervous system. pp. 257–277 Elsevier, New York 1979

Wetterberg, L.: Schizophrenia as an inborn error of metabolism. In: J. Obiols, C. Ballus, E. G. Monclus, J. Pujol (eds.): Biological psychiatry today. Vol. A; pp. 358–367; Elsevier/North Holland, Amsterdam – New York – Oxford 1979

Winter, H., M. Herschel, P. Propping, W. Friedl, F. Vogel: A twin study on three enzymes (DBH, COMT, MAO) of catecholamine metabolism. Psychopharmacology 57 (1978) 63–69

Wyatt, R. J., D. L. Murphy, R. Belmaker, S. Cohen, C. H. Donelly, W. Pollin: Reduced monoamine oxidase activity in platelets: A possible genetic marker for vulnerability to schizophrenia. Science 179 (1973) 916–918

Wyatt, R. J., S. G. Potkin, D. L. Murphy: Platelet monoamine oxidase activity in schizophrenia. Review of the data. Amer. J. Psychiat. 136 (1979) 377–385

Zahn, T. P.: Autonomic nervous system characteristics possibly related to a genetic predisposition to schizophrenia. Schizophrenia Bull. 3 (1977) 49–60

Zerbin-Rüdin, E.: Psychiatrische Genetik. In: K. P Kisker, J.-E. Meyer, C. Müller, E. Strömgren (Hrsg.): Psychiatrie der Gegenwart, Bd. I/2, 2. Aufl. pp. 545–618; Springer, Berlin – Heidelberg 1980

Zerbin-Rüdin, E.: Schizophrenien – Somatosehypothese und Genetik. In: G. Gross, W. Schüttler (Hrsg.): Empirische Forschung in der Psychiatrie. pp 55–64. Schattauer Verlag, Stuttgart 1983

Diskussion

Von Eggers, Essen, wird die Bedeutung des Sauerstoffmangels unter Hinweis auf die Untersuchungen nach Herzoperationen hervorgehoben. Er führt an, daß bei high-risk-Kindern in sehr hohem Prozentsatz (70%) gegenüber non-high-risk-Kindern (15%) perinatale Sauerstoffmangelschäden vorkommen.
Zur Frage des Zusammenhangs der Schizophrenie mit Virusinfektionen weist er auf Untersuchungen von Fitzenman hin, nach denen im Anschluß an Herpes simplex-Infektionen Gliaknötchen im Hippocampus auftreten – also Beziehungen von Virusinfektionen zum limbischen System bestehen können, ein System, welches psychophysiologisch und psychopathologisch für die Schizophrenien von Bedeutung sei.
Die Frage, warum etwa 40% der eineiigen Zwillingspaare Schizophreniediskordant bleiben, ist für die Forschung eigentlich interessanter als die nach der Konkordanz von 60% (Lempp, Tübingen). Die Referierende führt dazu aus, daß «Schutzfaktoren» für die Praxis auch viel wichtiger wären, daß jedoch alle bis jetzt angeschuldigten psychologischen Faktoren (z. B. schizophrenogene Mutter) in entsprechenden systematischen Untersuchungen sich nicht als stichhaltig erwiesen hätten. Das einzige, was sich in diskordanten eineiigen Zwillingspaaren gezeigt habe sei, daß der gesund gebliebene Zwilling als Kind ganz generell kräftiger war als der später schizophrene.

Untersuchungen an diskordanten eineiigen Zwillingen stellen eigentlich das ideale Modell dar, um Umweltfaktoren zu identifizieren. Bis heute sind jedoch solche Umweltfaktoren nicht gefunden worden, die spezifisch sind (Angst, Zürich). Solche Faktoren, die in der Umwelt liegen, seien nicht spezifisch erfaßbar, jedenfalls nicht mit einfachen Meßinstrumenten, existieren aber trotzdem (Müller, Lausanne). Es wäre eine noch vor uns liegende Aufgabe der Forschung, Möglichkeiten der feineren Erfassung von Umwelteinflüssen zu schaffen.

Neurobiologische Aspekte der Schizophrenie unter Berücksichtigung neuerer biochemischer Forschungsergebnisse

M. Ackenheil

Biochemische Forschung bei schizophrenen Patienten ist mit der Psychopharmakologie eng verknüpft. Seit der Einführung des Chlorpromazins im Jahre 1952 (Delay und Deniker) und in der Folge der Neuroleptika (NL) bestanden begründete Hoffnungen, in Übereinstimmung mit deren Wirkmechanismus entsprechende biochemische Veränderungen als pathophysiologische Ursache der Schizophrenie zu finden. Insbesondere konzentrierte sich das Interesse der Forschung auf dopaminerge Neurone, da verschiedene Hinweise für eine Beteiligung dieser Neurone an der Pathophysiologie schizophrener Erkrankungen vorlagen (Ackenheil et al., 1980). Die Ergebnisse dieser Untersuchungen waren jedoch meistens enttäuschend.

Verschiedene Aspekte als Ursache dieser Mißerfolge sollen im folgenden dargelegt werden. Dabei sollte gleichzeitig überprüft werden, inwieweit die Dopamin-Hypothese noch Gültigkeit besitzt, und inwieweit sie andererseits modifiziert werden sollte. Diese Aspekte betreffen die Regulationsvorgänge an den Synapsen, die in den letzten Jahren intensiv erforscht wurden, die anatomische Lokalisation des Ablaufs dieser Erregungsvorgänge und schließlich die schizophrene Erkrankung in ihrer außerordentlichen Vielgestaltigkeit, die an einer nosologischen Einheit zweifeln läßt, so daß möglicherweise gefundene biochemische Veränderungen eher mit schizophrenen Symptomen einhergehen.

Regulationsvorgänge an der Synapse laufen im Sinne der Homöostase ab. Bei einer ein gewisses Maß übersteigenden Aktivierung der Rezeptoren durch den jeweiligen Transmitter findet auf verschiedenen Ebenen eine Regulation statt. Insbesondere ändert sich die Empfindlichkeit der prä- und postsynaptischen Rezeptoren, die ihrerseits durch Rückkoppelung die Transmittersynthese und -freisetzung steuern. Bei der Therapie mit Psychopharmaka, seien es Agonisten oder Antagonisten der entsprechenden Rezeptoren, reagiert das Neuron in gleicher Weise, und es kommt hierdurch im Verlauf der Behandlung zu Adaptationsphänomenen, die sich sowohl günstig (z. B. Antidepressiva), als auch ungünstig auf den Behandlungserfolg auswirken können (Abb. 1) (Langer, 1981). Als Folge dieser Regulatio-

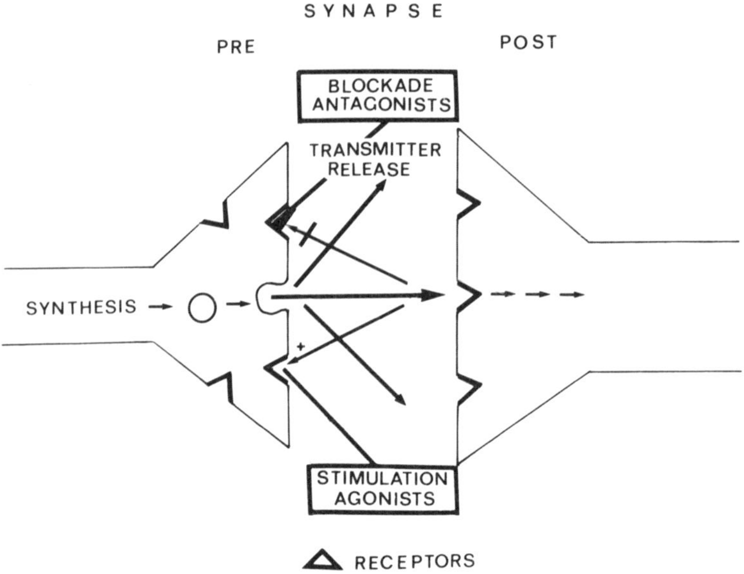

Abb. 1: Schema der Regulationsvorgänge an der Synapse

Präsynapse: Der Transmitter wird synthetisiert, gespeichert, freigesetzt. Die präsynaptischen Rezeptoren werden vom freigesetzten Transmitter stimuliert und hemmen seine Freisetzung. Pharmaka, die den präsynaptischen Rezeptor blockieren (Antagonisten) bewirken eine verstärkte Freisetzung. Pharmaka, die den präsynaptischen Rezeptor stimulieren (Agonisten) hemmen die Transmitterfreisetzung.

Postsynapse: Der postsynaptische Rezeptor leitet die Nervenerregung weiter.

nen bewirken NL in niedriger Dosierung zunächst eine Blockade präsynaptischer Dopamin- und Alpha-2-Rezeptoren, die zu einer verstärkten Transmitterfreisetzung führt (Puech et al., 1980; Gross, 1980), während in höherer Dosierung die postsynaptischen Rezeptoren blockiert werden, wodurch ebenfalls eine gesteigerte Transmittersynthese und Freisetzung erfolgt. Diese Wirkungen auf das gesamte Neuron unterscheiden sich jedoch grundsätzlich. Niedrige Dosierung ist eher mit Aktivierung des Neurons (verstärkte Transmitterfreisetzung ohne postsynaptische Blockade), höhere Dosierung mit Hemmung der Aktivität des Neurons verbunden, da der postsynaptische Rezeptor nun keine Erregung mehr weiterleiten kann.

Zusätzlich findet nach längerer Behandlung mit NL eine Adaptation der Rezeptoren statt. Infolge der Blockade durch NL werden vermehrt Rezeptoren gebildet. Insgesamt wird durch die Behandlung mit Psychopharmaka das Niveau der Aktivität neuronaler Systeme verschoben.

Diese Wechselwirkungen zwischen Transmittern und Rezeptoren erschweren die Messung möglicher Störungen und sind wahrscheinlich die

Ursache für Mißerfolge vieler Untersuchungen, die keine wesentlichen Veränderungen des Dopamin- oder Noradrenalin-Stoffwechsels bei Schizophrenen nachweisen konnten.

Besser geeignet für die Erforschung dieser angenommenen Störungen sind neuroendokrinologische Untersuchungen, da die Sekretion der Hormone des Hypophysenvorderlappens über aminerge Neurone im Hypothalamus gesteuert wird. Mit Hilfe geeigneter Experimente läßt sich die Empfindlichkeit postsynaptischer Dopamin- und Alpha-Rezeptoren messen. Dies geschieht durch Applikation des Dopamin-Agonisten Apomorphin oder des Alpha-Agonisten Clonidin, welche durch Stimulierung der jeweiligen Rezeptoren zu einer Wachstumshormonsekretion (GH) führt, die als Indikator der Empfindlichkeit des jeweiligen Rezeptors betrachtet werden kann (Matussek et al., 1980).

Bei schizophrenen Patienten wurden auf diese Weise eine im Vergleich zu Kontrollen erhöhte GH-Sekretion nach Apomorphin gefunden (Rotrosen et al., 1977), und diese Veränderung weist auf eine verstärkte Empfindlichkeit dieser postsynaptischen Rezeptoren hin, die durch eine höhere Anzahl oder gesteigerte Affinität für den Transmitter bedingt sein kann. Die Behandlung mit Haloperidol hingegen führt zu einer Blockade dieser GH-Ausschüttung (Ackenheil, 1981). Ebenso führt die Stimulation mit dem Alpha-Agonisten Clonidin im Mittel bei schizophrenen Patienten zu erhöhter GH-Sekretion (Matussek et al., 1980), wobei diese Sekretion mit NL nicht eindeutig blockierbar ist (unveröffentlichtes Ergebnis).

Allerdings berücksichtigt die Mittelwertbildung zu wenig die große Variation innerhalb dieser Gruppen psychiatrischer Patienten und vernachlässigt die jeweiligen individuellen Unterschiede und die Symptomatik. Einzelne Patienten zeigen Werte, die sogar auf eine verminderte Empfindlichkeit dieser Dopamin-Rezeptoren hinweisen. Ähnliche Variationen werden auch mit anderen Untersuchungsverfahren, z. B. Streß-Untersuchungen (Ackenheil und Engel, 1981) oder Messungen von Dopaminbindungsstellen an Autopsie-Material verstorbener schizophrener Patienten gefunden (Cross et al., 1978).

Die direkte Messung von Dopamin-Rezeptoren im Gehirn verstorbener Schizophrener mit Hilfe der Bindung des NLs Spiroperidol an diesen Rezeptoren zeigte gegenüber gematchten Kontrollen eine Vermehrung dieser Spiroperidol-Bindungsstellen (Owen et al., 1978). Diese Vermehrung der Bindungsstellen konnte zum Teil durch die Behandlung mit NL verursacht worden sein, da der Organismus infolge der neuroleptischen Blockade des postsynaptischen Dopaminrezeptors mit den vorher beschriebenen gegenregulatorischen Vorgängen reagiert. Es kann jedoch nicht ausgeschlossen werden, daß schizophrene Patienten auch schon ohne Medikation erhöhte Dopamin-Rezeptorbindungsstellen aufweisen, wobei die Frage offenbleibt, jedoch nicht zu klären ist, ob dabei eine verminderte oder vermehrte Dopamin-Synthese und -Freisetzung vorlag, da eine verminderte oder vermehrte Dopamin-Synthese ebenfalls zu vermehrten Dopamin-Bindungsstellen führen kann. Auch bei dieser Art der Untersuchung bestand eine sehr große individuelle Variation, wobei Überlappungen der Werte zwischen Kontrollen und Patienten auftraten. Diese Vermehrung der Dopamin-Bindungsstellen wurde in verschiedenen Gebieten des Gehirns nachgewiesen, insbesondere in dem zum nigrostriären Dopaminsystem gehörenden Putamen und Kaudautum, aber auch in dem zum mesolimbischen Dopaminsystem zählenden Nucleus Accumbens.

Wegen der geringen Anzahl unbehandelter Patienten bleibt die Frage offen, ob bei der Schizophrenie eher eine Störung im nigrostriären Dopaminsystem, wie vor einigen Jahren vorwiegend angenommen (Matthysse, 1973), oder, entsprechend heutiger Auffassung, im mesolimbischen Dopaminsystem lokalisiert sei (Matthysse, 1977) oder ob abhängig von der Symptomatik beide Systeme beteiligt sind. Die Klärung dieser Fragen hätte für die Behandlung der Schizophrenie wesentliche Konsequenzen, da im letzteren Falle die NL-bedingten Nebenwirkungen keine unerläßliche Voraussetzung für den Therapieerfolg mehr sind.

An der Erregungsleitung im limbischen System sind zum großen Teil auch noradrenerge Neurone beteiligt (Ziegler, 1980). Es gibt verschiedenste Hinweise, daß bei der Schizophrenie auch eine Störung im Noradrenalinsystem vorliegen könne. Im Gehirn verstorbener Schizophrener wurden gegenüber Kontrollen erhöhte Noradrenalinwerte, vor allem in limbischen Strukturen gefunden (Farley et al., 1978). Auch bei diesen Befunden konnte die Frage nicht geklärt werden, welchen Anteil an dieser Erhöhung die langjährige NL-Behandlung hat, da deren alpha-adrenolytische Wirkung eine Noradrenalinerhöhung zur Folge hat.

Unbehandelte schizophrene Patienten wiesen erhöhte Noradrenalinwerte im Serum (Ackenheil et al., 1980) und Liquor (Lake et al., 1980) auf, deren Ursache nicht streßbedingt war. Langjährige NL-Behandlung bewirkt eine zusätzliche Erhöhung der Noradrenalin-Sekretion (Naber et al., 1980), die auf die seit langem bekannte, aber vernachlässigte alpha-adrenolytische Wirkung der NL (Janssen, 1967; Bartholini et al., 1973) zurückzuführen ist.

Diese alpha-adrenolytische Wirkung kommt im Vergleich zur Dopamin-Rezeptorblockade vor allem nach langjähriger Therapie stärker zum Vorschein und verursacht möglicherweise die unter dieser Behandlung auftretenden depressiven Symptome.
Auch die nach Absetzen langjähriger NL-Therapie beobachtbaren Rückfälle können ursächlich auf die NL-Therapie zurückgeführt werden. Nach 12tägigem Absetzen fallen die erhöhten Noradrenalin-Werte durch den

Wegfall der Blockade wieder ab. Dieser Abfall ist nach 12 Tagen am stärksten ausgeprägt und bleibt auch noch nach 30 Tagen bestehen. Gleichzeitig nimmt jedoch auch die Dopamin-Rezeptorempfindlichkeit, gemessen durch Apomorphin induzierte GH-Stimulation, zu, jedoch nicht in dem Maße, daß es gerechtfertigt wäre, eine Dopamin-Supersensitivität anzunehmen (Ackenheil, 1981). Damit müssen auch die Theorien über die Pathophysiologie der Spätdyskinesien (Gerlach, 1979) in einem anderen Licht gesehen werden.

Der Wegfall der neuroleptischen Medikation bewirkt bei den Patienten unterschiedliche psychopathologische Veränderungen. Während ein Teil der Patienten sich verschlechtert, reagieren andere mit einer Verbesserung ihrer Symptomatik (Zander et al., 1981). Von dieser Verbesserung waren jedoch hauptsächlich die sog. Minus-Symptome betroffen. Die erneute Behandlung dieser Patienten mit alpha-adrenergen Psychopharmaka führte ebenfalls zu unterschiedlichen, sogar kontroversen Ergebnissen. Patienten mit produktiver Symptomatik verschlechterten sich eher, während die sog. Defizit-Symptome verbessert wurden (unveröffentlichtes Ergebnis). Dabei verschlechterten sich vor allem diejenigen chronisch schizophrenen Patienten, die höhere Noradrenalinwerte aufwiesen, nachdem sie mit einer Substanz behandelt wurden, die über eine präsynaptische Blockade die Noradrenalin-Freisetzung erhöhte.

Neuere Forschungsergebnisse in diesem Zusammenhang zeigen, daß vor allem Patienten mit paranoid-halluzinatorischem Syndrom diejenigen sind, die eine sog. Plus- oder produktive Symptomatik und eine gesteigerte Dopamin-Aktivität aufweisen (Lecrubier et al., eingereicht zur Veröffentlichung). Diese Patienten reagieren auf Amphetamin mit einer Exazerbation ihrer Symptomatik, zeigen möglicherweise erhöhte Dopamin-Bindung im Gehirn, ihre Prognose ist besser und der Verlauf günstig. Patienten mit sog. Minus-Symptomen, es sind hauptsächlich Hebephrenien und Schizophrenia-simplex-Patienten, reagieren nicht auf Amphetamin-Provokation, haben eine schlechte Prognose, und der Verlauf zeigt einen immer stärker werdenden Defekt. Die Patienten mit produktiven Symptomen sollten dabei auf hochdosierte NL-Therapie reagieren. Da jedoch häufig sowohl Plus- als auch Minus-Symptome gleichzeitig auftreten, ist es unwahrscheinlich, daß nur ein einziges Neuronensystem beteiligt ist, neben Dopaminneuronen spielen möglicherweise Noradrenalin-Neurone und peptiderge Neurone eine größere Rolle als bisher vermutet.

Leider war es bei Menschen bisher kaum möglich, solche Veränderungen genügend gut zu erfassen. Neuere Methoden könnten jedoch zu neuen Erkenntnissen führen. Dopamin, Alpha- und β-Rezeptoren befinden sich auch an peripheren Blutzellen und verhalten sich möglicherweise, wie die Arbeitsgruppe von Langer et al. (1980) für Imipramin-Bindungsstellen an

Thrombozyten nachweisen konnte, ähnlich wie diejenigen an den Synapsen im zentralen Nervensystem. In Zusammenarbeit mit der Arbeitsgruppe Bondy und Remien in dem Pharmakologischen Institut der Universität München wurde eine Methode aufgebaut, die es ermöglicht, alle drei Rezeptoren gleichzeitig bei Patienten und Gesunden zu messen.

Dabei wurden in ersten Untersuchungen vermehrte Bindungsstellen für Dopaminrezeptoren und gleichzeitig verminderte für β-Rezeptoren gefunden, wobei auch bei diesen schizophrenen Patienten, abhängig von ihrer Symptomatologie, große individuelle Unterschiede vorkamen. Diese Ergebnisse bestätigen damit teilweise die Befunde von Le Fur et al. (1981). Behandlung mit NL scheint zu einer Abnahme der Dopaminrezeptorbindungsstellen zu führen. Es kann zum gegenwärtigen Zeitpunkt noch nicht entschieden werden, wie sich bei diesen Patienten der Stoffwechsel der Transmitter verhält. Auch Veränderungen der Alpha-Rezeptoren an Thrombozyten wurden mit solchen Untersuchungen schon nachgewiesen (Kafka et al., 1981). Dabei sollte jedoch immer beachtet werden, daß eine Mittelwertbildung zu wenig die unterschiedlichen Symptome der schizophrenen Patienten berücksichtigt. Auch bei diesen Untersuchungen kommt immer mehr zum Ausdruck, daß schizophrene Patienten sich nicht nur hinsichtlich Symptomatologie und Verlauf unterscheiden, sondern auch in ihren physiologischen und biochemischen Reaktionen nicht als einheitliche Gruppe aufzufassen sind. Künftige Untersuchungen sollten deshalb zusätzlich mehr und mehr das Individuum berücksichtigen, wobei unsere heute zur Verfügung stehenden Methoden wahrscheinlich nur geeignet sind, Basisstörungen zu erfassen, die Vielfalt der schizophrenen Erscheinungsformen jedoch die Grenzen der Meßbarkeit aufzeigt.

Literatur

Ackenheil, M.: Biochemical Effects of Apomorphine: Contribution to Schizophrenia Research. In: Corsini, Gessa, Apomorphine and other Dopaminomimetics. Vol. II, Clinical Pharmacol. pp. 215–255, Raven Press, New York (1981)

Ackenheil, M., M. Albus, F. Müller, Th. Müller, D. Welter, K. Zander: Catecholamine response to short-time stress in schizophrenic and depressive patients. In: Usdin, Kopin, Barchas (Herausg.): Catecholamines: Basic and Clinical Frontiers. Vol. II. Pergamon Press, New York (1979).

Ackenheil, M., R. Engel: Stressuntersuchungen bei psychiatrischen Patienten. 75-Jahr-Feier der Psychiatrischen Klinik der Universität München. Münchner Med. Wschr. 123, Nr. 19, 805–808 (1981)

Ackenheil, M., H. Hippius, N. Matussek: Neuere Entwicklungen und Ansätze der biochemischen Schizophrenieforschung. In: Schizophrenie: Stand und Entwicklungstendenzen der Forschung. 4. Weißenauer Schizophrenie-Symposium am 24. April 1980, Bonn. Schattauer Verlag, Stuttgart/New York (1980).

Bartholini, G., H. H. Keller, A. Pletscher: Effect of neuroleptics on endogenous noradrenaline in rat brain. Neuropharmacol. 12, 751–756 (1973).

Cross, A. J., T. J. Crow, A. Longden, F. Owen, M. Poulter, G. J. Riley: Evidence for increased dopamine receptor sensitivity in post mortem brains from patients with schizophrenia. J. Physiol. 280, 456 (1978).

Delay, J., P. Deniker, J.M. Harl: Utilisation en thérapeutique psychiatrique d'une phenothiazine d'action centrale élective (4560 R. P.) Ann. med.-psychol. 110/2, 112–131 (1952)

Farley, I. J., K. S. Price, E. McCullough, J. H. N. Deck, W. Hordynski, O. Hornykiewicz: Norepinephrine in chronic paranoid schizophrenia: Above normal levels in limbic forebrain. Science 200, 456–458 (1978)

Gerlach, J.: Tardive dyskinesia. Dan. Med. Bull. 26, 209–245 (1979)

Gross, G.: Presynaptic alpha-adrenolytic action of neuroleptic drugs on central and peripheral noradrenergic neurons. Naunyn-Schmiedeberg's Arch. Pharmacol. Sppl. 313, R87 (1980)

Janssen, P. A. J.: Haloperidol and related butyrophenones. In: Gordon, M. (ed.). Psychopharmacological Agents. Academic Press, New York/London, Vol. 2, pp. 199–348 (1967).

Kafka, M. S., D. van Kammen, J. E. Kleinman, J. I. Nurnberser, T. W. Uhde, L. J. Siever, R. J. Polinsky: Alpha-adrenergic receptor function and prostaglandin-E1-stimulated cyclic AMP production in platelets from patients with mental illness and disorders of neural transmission. III. World Congress of Biological Psychiatry, Stockholm (1981)

Lake, R. C., D. E. Sternberg, D. P. van Kammen, J. C. Ballenger, M. G. Ziegler, R. M. Post, I. J. Kopin, W. E. Bunney: Schizophrenia: Elevated cerebrospinal fluid norepinephrine. Science 207, 331–333 (1980)

Langer, S. Z.: Presynaptic regulation of the release of catecholamines. Vol. 32, No. 4, Pharmacol. Reviews. (1981)

Langer, S. Z., C. Moret, R. Raisman, M. L. Dubocovich, M. Briley: High affinity 3-H imipramine binding in rat hypothalamus: Association with uptake of serotonin but not of norepinephrine. Science 210, 1123–1134 (1980)

Lecrubier, Y., A. Puech, D. Widlocher, S. Simon: Schizophrenias: Bipolar dopaminergic hypothesis (submitted for publication).

Le Fur, G., E. Zarifian, T. Phan, H. Cuche, A. Flamier, F. Buochami, M. D. Bursevin, H. Loo, A. Uzan: Lymphozyte D2 dopamine receptors: Opposite results in two different types of schizophrenia. III. World Congress of Biological Psychiatry, Stockholm (1981)

Matthyse, S.: Antipsychotic drug actions: a clue to the neuropathology of schizophrenia. Fed. Proc., 32, 200–205 (1973).

Matthyse, S.: Dopamine and Selective Attention. Nonstriatal Dopaminergic Neurons. In: Advances in Biochemical Psychopharmacology. Vol. 16, edited by Costa & Gessa, Raven Press, New York (1977)

Matussek, N., M. Ackenheil, H. Hippius, F. Müller, T. Schröder, H. Schultes, B. Wasilewski: Effect of Clonidine on Growth Hormone Release in Psychiatrie Patients and Controls. Psychiatry Research 2, 25–36 (1980).

Naber, D., C. Finkbeiner, B. Fischer, K. J. Zander, M. Ackenheil: Effect of long-term neuroleptic treatment on prolactin and norepinephrine levels in serum of chronic schizophrenics: Relations to psychopathology and extrapyramidal symptoms. Neuropsychobiology 6: 181–189 (1980).

Owen, F., A. J. Cross, T. J. Cow, A. Longden, M. Poulter, G. J. Riley: Increased dopamine receptor sensitivity in schizophrenia. Lancet II: 224 (1978)

Puech, A. J., D. Brochet, Y. Lecrubier, P. Simon, P.: Neuroleptiques: activateurs ou inhibiteurs du système dopaminergique? Psychol. Med. 12, 11, 2427–2430 (1980)

Rotrosen, J., B. M. Angrist, S. Gershon, E. J. Sachar, F. S. Halpern: Neuroendocrine assessment of dopaminergic activity in schizophrenia. In: Costa, Gessa: Advances in Biochemical Psychopharmacology. Vol. 16, Raven Press, New York (1977)

Zander, K. J., B. Fischer, R. Zimmer, M. Ackenheil: Long-term neuroleptic treatment of chronic schizophrenic patients: Clinical and biochemical effects of withdrawal. Psychopharmacology 73: 43–47 (1981)

Ziegler, M.: Localisations et voies de transmission des neurotransmetteurs. In: Neurobiochimie clinique, L'actualité en neurobiologie. No. 1 pp. 30–37 (1980)

Diskussion

Referent betont nach entsprechender Frage (Eggers, Essen) zum Modell von Crow, daß die dichotomisierende Einteilung der Schizophrenie in Plussymptomatik und Minussymptomatik (Typ I und II nach Crow) eine zu starke Vereinfachung darstelle, da Plus- und Minussymptomatik häufig bei demselben Patienten gleichzeitig auftreten könne.

Es wird nach einer biochemischen Erklärungsmöglichkeit für die klinische Beobachtung gefragt (Helmchen, Berlin), daß einige Patienten mit Minussymptomatik nach Absetzen der Medikation «produktiv» werden, und ob dies auf einer postsynaptischen dopaminergen Rezeptorhypersensitivität beruhe? Der Referent bestätigt die klinische Beobachtung, betont aber, daß die biochemische Hypothese nicht eindeutig belegbar wäre. Diese Hypothese sei aus Tierversuchen gewonnen worden und die Übertragung auf den Menschen sei problematisch. Das Hauptproblem bestehe aber darin, daß zwischen biochemischen Prozessen und psychopathologischen Phänomenen kein Zusammenhang ersichtlich sei. Pharmakokinetisch gesehen sei z. B. ein Rückfall zwischen dem 12. und 30. Tag nach Absetzen der Neuroleptika zu erwarten. Die Reaktion der Patienten sei aber äußerst heterogen. Manche verschlechtern sich schon nach dem 5. Tag, andere erst nach drei Monaten. Möglicherweise spielen andere Faktoren eine Rolle, so etwa psychosoziale Faktoren, die nach Wegfall des neuroleptischen Schutzes zu Zeitgebern für den Rückfall würden.

Von einem der Diskussionsteilnehmer (Angst, Zürich) wird die klinische Bedeutung dieses Problems betont. Oft handle es sich bei Besserung nach Absetzung bei Minussymptomatik-Patienten «um einen Vorläufer des Rückfalls». Die Patienten fallen dann in ihre frühere produktive Phase zurück, auch wenn diese schon viele Jahre zurückliegt.

Rückschau und Ausblick in der Antipsychotika-Entwicklung

Günther Stille

Hier soll vor allem eine Rückschau auf 30 Jahre Psychopharmakaforschung gegeben und dazu der Versuch eines Ausblicks gewagt werden. Der Standort ist der des Pharmakologen.

Auf dem Pharmakologen-Kongreß 1954 in Bonn, der ganz unter dem Zeichen des Chlorpromazins stand, war keine Rede von einer antipsychotischen Wirkung, die Vorträge standen ganz unter dem Zeichen der heute lange obsoleten Hibernisation artificielle.

Bei dem damaligen Stand der Kenntnisse war die antipsychotische Wirkung aus dem Tierversuch nicht vorherzusagen; die Pharmakologie war zu der Zeit gar nicht darauf eingestellt, komplexe zentralnervöse Wirkungen überhaupt zu erfassen. Ein Zufall war jedoch die Entdeckung der französischen Kliniker auch nicht; mag es auch ein glücklicher Umstand gewesen sein, daß gerade Psychiater diese in allen Farben schillernde Substanz in die Hände bekamen. Wie ging die Geschichte der Antipsychotika nun weiter?

Mehr als auf anderen medizinischen Forschungsgebieten war in den nun folgenden Jahren die Zusammenarbeit zwischen Klinikern und experimentellen Pharmakologen sehr eng, und man kann sagen, daß diese beispielhaft für andere medizinische Disziplinen war. Zu nennen wäre hier Herr Heimann, der immer wieder versucht hat, pharmakologische Ideen für die Klinik nutzbar zu machen und umgekehrt auch dem Pharmakologen Anregungen vom Krankenbett her zu geben. Seine Labors in Bern und später Lausanne waren mit die ersten, in denen klinische Pharmakologie innerhalb der Psychiatrie getrieben wurde.

1. Für die Pharmakologen begann mit der Entdeckung von Delay und Deniker zunächst die *Zeit des Sammelns*. Man versuchte, die Wirkungen am Tier darzustellen, die Rückschlüsse auf eine antipsychotische Wirkung erlauben könnten. Es sollten ja schließlich neue, wirksamere Substanzen entwickelt werden und dafür braucht der Pharmakologe Kriterien. Unglücklicherweise besitzt nun gerade das Chlorpromazin eine kaum noch übersehbare Fülle an pharmakodynamischen Effekten.

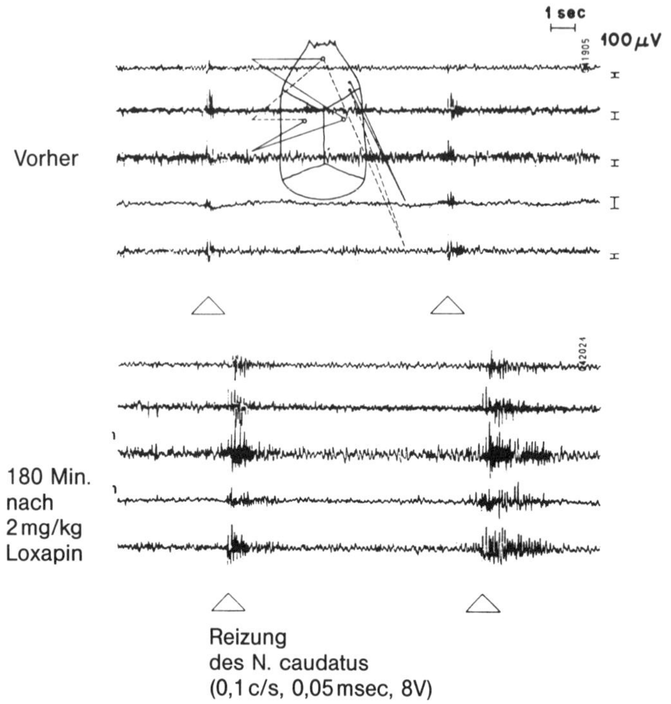

Abb. 1: EEG der freibeweglichen Kette vor und 180 Min. nach Behandlung mit 2 mg/kg Loxepin po. Die Dreiecke markieren elektrische Einzelreize des N. caudatus.

Man konnte aber die Wirkungen so weit einengen, daß schließlich nur noch drei von ihnen, die bisher in der Pharmakologie gar nicht angetroffen wurden oder unbeachtet geblieben waren, in Betracht kamen:

1. die sog. Katalepsie
2. der Antagonismus gegenüber Apomorphin und Amphetamin und
3. die Hemmung bedingter Reaktionen.

Mit Verfeinerung der Methode wurden weitere Wirkungen erarbeitet. Zwei neuropharmakologische Kriterien muß man hier nennen, die vor allem zur Differenzierung verschiedener Neuroleptika entscheidend beigetragen haben:

4. die Hemmung der retikulären Weckreaktion an Hand des EEG
5. die Steigerung der elektrischen Erregbarkeit des N. Caudatus, dargestellt an den sog. Kaudatum-Spindeln (Abb. 1).

Um über den Zusammenhang zwischen den einzelnen Wirkungen etwas mehr zu erfahren, wurden damals Korrelationen durchgeführt: Zunächst fand man eine deutliche positive Korrelation zwischen Katalepsie und Apomorphinantagonismus (Abb. 2). Beide sind offensichtlich Ausdruck

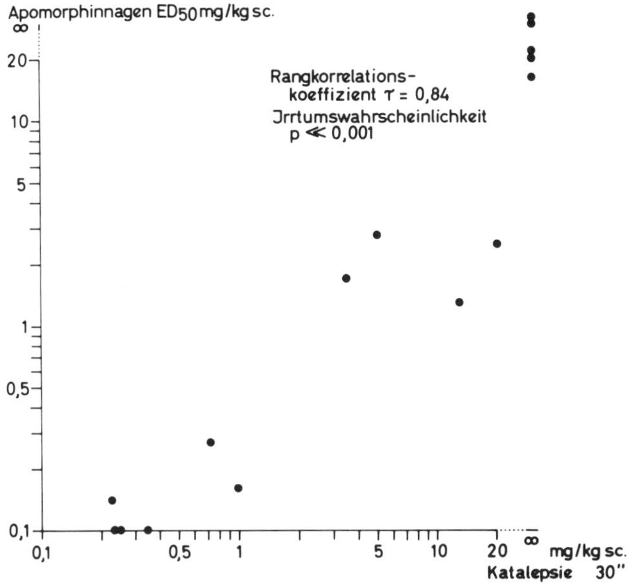

Abb. 2: Korrelation zwischen kataleptischer und apomorphinantagonistischer Wirkung bei Neuroleptika.

Abscisse: Dosen in mg/kg sc., die eine Katalepsie von 30 Sek. Dauer erzeugen (Ratte).

Ordinate: Dosen in mg/kg sc., die eine Hemmung des Apomorphinnagens um 50% bewirken (Ratte).

der gleichen Wirkung an dopaminergen Rezeptoren des Striatum, wie man heute weiß. Dagegen ist die Korrelation zwischen Katalepsie und Hemmung der retikulären Weckreaktion negativ (Abb. 3). Substanzen mit stark kataleptogener Wirkung haben also in der Regel eine relativ schwache Wirkung auf die aufsteigende Retikularis.

2. Mit der pharmakologischen Erschließung des Wirkungsbildes setzte eine *Jagd nach neuen wirksameren Antipsychotika* ein. Man stieß dabei auf die Butyrophenone, und auch bei den trizyklischen Verbindungen kam man zu erheblich wirksameren Stoffen als das Chlorpromazin. Darüberhinaus zeigte sich, daß die einzelnen Verbindungen pharmakologisch sehr unterschiedliche Wirkungsspektra haben können: In Abb. 4 findet man eine Auswahl von Neuroleptika geordnet nach ihrer kataleptogenen Wirkung, nach der Hemmung des Sympathikusreizeffektes an der Nickhaut und nach der Arousalhemmung. Es gibt auf der einen Seite Verbindungen, bei denen die kataleptogene Wirkung im Vordergrund steht, wie Loxapin, Haloperidol, Fluphenazin und Perphenazin, und auf der anderen Seite solche, bei denen die Dämpfung der F. reticularis und die Hemmung der Sympathikus-

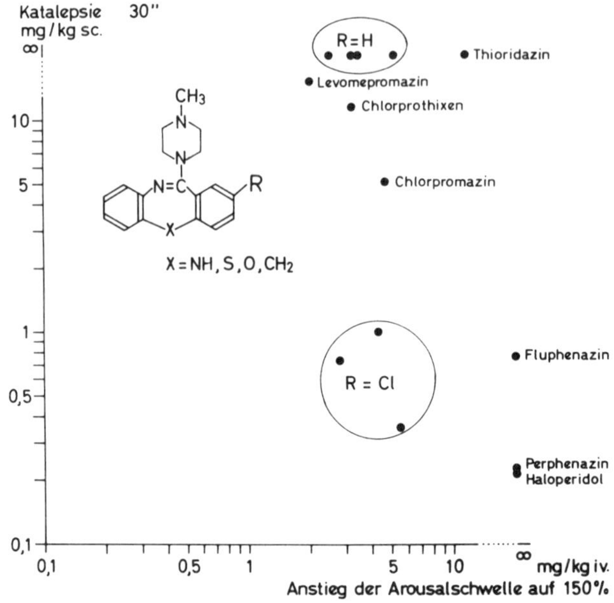

Abb. 3: Korrelation zwischen kataleptischer Wirkung und Arousalhemmung bei Neuroleptika.

Abscisse: Dosen in mg/kg iv., die einen Anstieg der Arousalschwelle auf 150% des Ausgangswertes bewirken (Kaninchen).

Ordinate: Dosen in mg/kg sc., die eine Katalepsie von 30 Sek. Dauer erzeugen (Ratte).

reizeffekte die Wirkung bestimmen, wie Clozapin, Levomepromazin, Chlorprothixen und auch Chlorpromazin. Das gegenläufige Verhalten von Wirkung der Neuroleptika an C. striatum einerseits und F. reticularis andererseits ist in Abb. 5 dargestellt.

Diesen Bemühungen um eine Differenzierung der Neuroleptika im pharmakologischen Experiment entspricht in der Klinik das Bemühen um Prädiktoren des Behandlungserfolges, Untersuchungen, die in den letzten Jahren gerade in der Tübinger Klinik mit allem Nachdruck betrieben werden.

An dieser Stelle muß man noch auf eine Substanz mit schwerem Herzen zu sprechen kommen, an deren Profilierung auch Herr Heimann entscheidend mitgearbeitet hat, es ist das Clozapin. Clozapin gehört wie andere Neuroleptika zu den Dibenzodiazepinen (Abb. 6). Bis zum Clozapin hatte man die neuroleptische Potenz im Tierversuch vor allem an der Katalepsie erfaßt. Aber ohne Zweifel ist die Katalepsie am Tier ein Modell des neuroleptischen Parkinsonoids am Menschen. Also entwickelte man zwangsläufig immer wieder Substanzen mit den gleichen extrapyramidalen Nebenwirkungen.

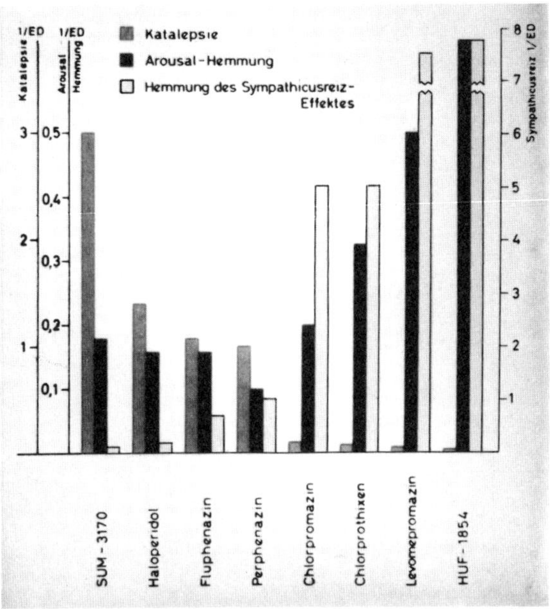

Abb. 4: Wirksamkeit einer Auswahl von Neuroleptika im Katalepsietest einerseits, sowie bei Hemmung der retikulären Weckreaktion (Arousal) und Sympathicusreizeffekt an der Nickhaut andererseits.

HuF 1854 = Clozapin
SuM 3170 = Loxapin

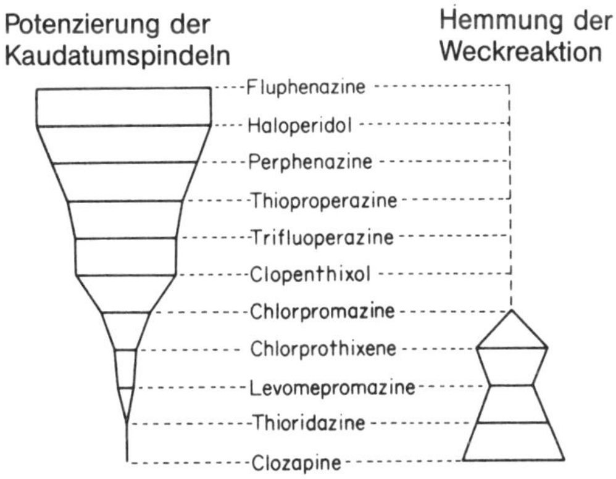

Abb. 5: Wirkung von Neuroleptika auf die Kaudatumspindeln und auf die retikuläre Weckreaktion durch elektrischen Reiz (1/ED).

					Clozapin HF - 1854 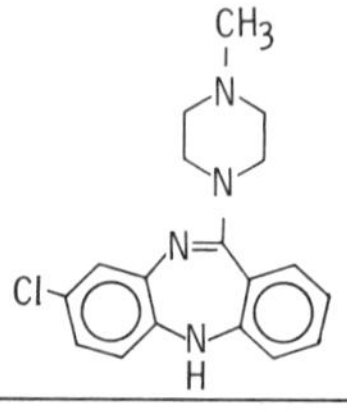	HF-2046 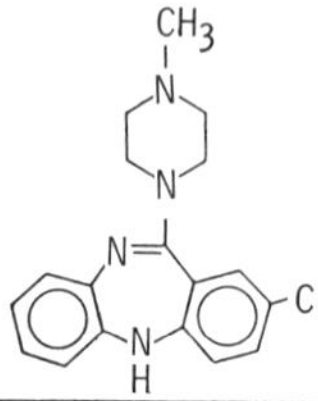
Laufaktivitäts-hemmung		Maus	ED_{50} mg/kg	po.	2,5	3,0
Pupillenweite (Mydriasis)		Maus	ED200 mg/kg	po.	8,0	13,5
Tremorin-antagonismus		Maus	ED50 mg/kg	po.	10,0	20,0
Hemmung des Apomorphinnagens		Ratte	ED50 mg/kg	sc.	unwirksam	1,7
Bedingter Fluchtreflex		Ratte	ED50 mg/kg	po.	20,0	2,0
Katalepsie		Ratte	ED50 mg/kg	sc.	unwirksam	1,8
Neuroleptischer Rigor (Antagon.)		Ratte	ED mg/kg	iv.	1,6	
Elektrogr. Arousal	Retikularisreiz	Kanin.	ED 150 % mg/kg	iv.	1,5	Bis 3 mg/kg unwirksam, dann Krampf-aktivität.
	Arekolin	Kanin.	ED mg/kg	iv.	1,1	
	Nikotin	Kanin.	ED mg/kg	iv.	18,0	

Abb. 6: Pharmakologische Daten von Clozapin und einer strukturanalogen Substanz (HF 2046), die das Wirkungsbild eines klassischen Neuroleptikums hat.

Das Clozapin ist nun eine antipsychotische Substanz, die aus diesem Rahmen fällt. Ihr Schicksal ist bekannt: Wegen des gehäuften Auftretens aplastischer Syndrome wurde der Gebrauch drastisch eingeschränkt.

3. Die dritte Phase in den Bemühungen der Pharmakologen galt der *Hypothese über die Wirkung* dieser Stoffe. Man begann über die biochemischen und neurophysiologischen Zusammenhänge der antipsychotischen Therapie nachzudenken. Es ist hier vieles versäumt worden und man hat zu wenig auf die klinischen Fragestellungen geschaut. Aus methodischen Gründen war es leichter und bot sich an, das Problem nur von biochemischer Seite anzugehen. Man muß darauf verzichten, die Fülle der Arbeiten über Neuroleptika und Transmitteramine näher zu würdigen. Der Aufwand, der hier getrieben wurde, steht in keinem Verhältnis zu seinem Ergebnis. Man sollte daraus lernen und sollte sich in der experimentellen Pharmakologie mehr von Fragen der Klinik leiten lassen. In diesem Fall

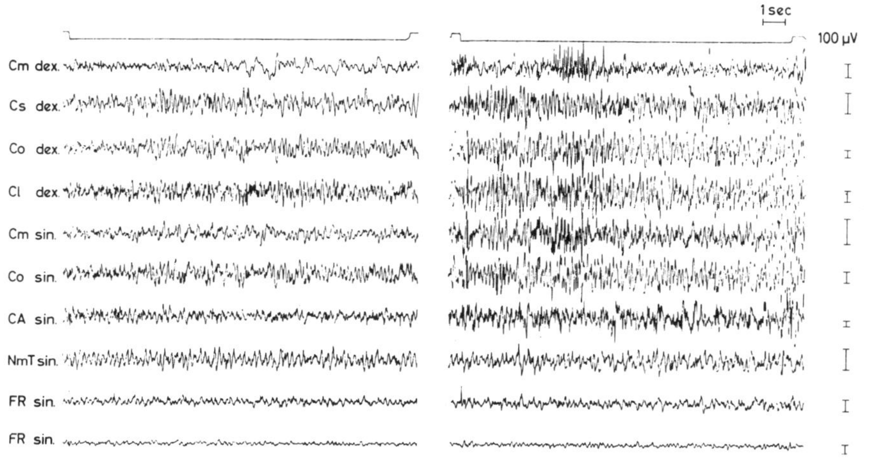

Abb. 7: EEG eines nicht narkotisierten Kaninchens, links vor und rechts nach Behandlung mit 2,5 mg/kg Loxapin i.v. Stroboskopische Stimulation mit 6 c/s.

hieße das, man hätte sich z. B. mehr Fragen der Signalverarbeitung zuwenden müssen.

Im folgenden wird gezeigt, was unter Signalverarbeitung bei den Neuroleptika zu verstehen ist: Setzt man z. B. bei Kaninchen Serien von optischen Reizen verschiedener Frequenz, so kann man unter der Wirkung von Neuroleptika am EEG folgende Beobachtungen machen (Abb. 7 u. 8):

1. Zunahme der Amplitude der evozierten Potentiale
2. deutlichere Ausbildung der Reaktionen
3. Zunahme der oberen Frequenzgrenze.

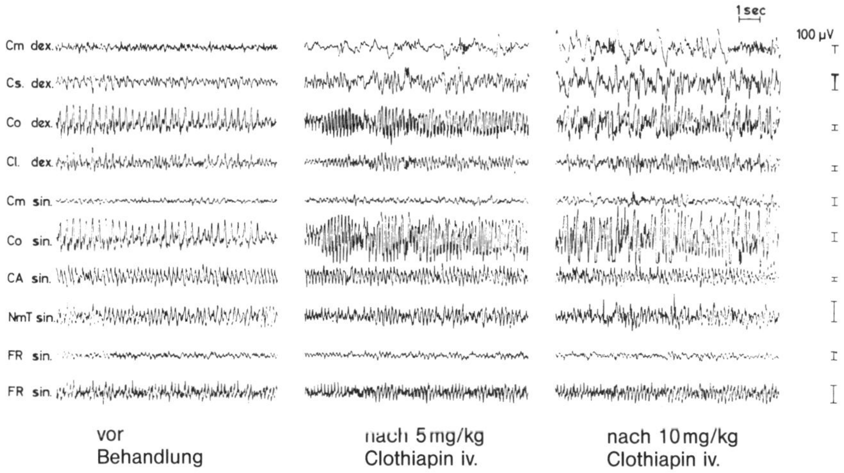

Abb. 8: EEG eines nicht narkotisierten Kaninchens vor und nach Behandlung mit 5,0 u. 10,0 mg/kg Clothiepin i.v. Stroboskopische Reizung mit 6 c/s.

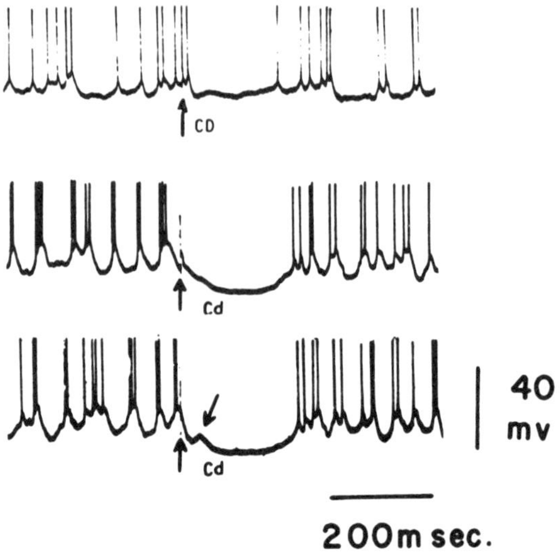

Abb. 9: Intrazelluläre Antworten von kortikalen Neuronen (Gyrus sigmoideus ant.) auf Reizung des ipsilateralen N. caudatus. Kaudatumreiz bei Cd. Hyperpolarisation nach jedem Reiz.

Wie lassen sich diese Wirkungen erklären? Man weiß, daß Neuroleptika striäre Funktionen freisetzen. Ausdruck dieser Freisetzung inhibitorischer Funktionen sind nicht nur die Katalepsie, sondern auch die Aufhebung der Stereotypien nach Apomorphin und Amphetamin. Es ist für die Physiologie keine neue Erkenntnis, daß das C. striatum über die motorische Hemmung hinaus offenbar auch die Verarbeitung des sensorischen input moduliert, und zwar in folgender Weise:

1. *Eine tonische Wirkung:* Dauerreizung des Striatum bewirkt Hemmung der sensorischen Neurone des Neokortex durch Hyperpolarisation (Abb. 9).

2. *Eine phasische Wirkung:* Jeder einzelne striäre Reiz verändert die Erregbarkeit entsprechender kortikaler Zellen, und zwar unterschiedlich, je nach Intervall von Kaudatumreiz und sensorischem Reiz. Zwischen 20 und 50 msek nach dem Kaudatumreiz kommt es zu einer Abschwächung, zwischen 50 und 200 msek zu einer Zunahme der Reaktion (Abb. 10).

Im ganzen stellt sich also das Bild folgendermaßen dar (Abb. 11): Tonische Hemmung durch Hyperpolarisation und intervallabhängige Inhibition oder Fazilitierung. Die Reizschwelle des Kortex steigt mit dem

	Species	Stimuliertes System	Intervall zwischen konditionierendem Kaudatumreiz und Testreiz in msec. 20–50	50–200	kortikal evozierte Antwort
Long (1959)	Katze (cur.)	Somatisch		↑	S_1
Fox and O'Brien (1962)	Katze (cur.)	Visuell	↓	↑	V_1
Buchwald et al. (1962)	Katze (cur.)	Visuell		↑	V_1

Abb. 10: Reizung des N. caudatus (Einzelreiz) und die efferente kortikal evozierte Antwort.

Erregungszustand des Kaudatum: die Ereignisse, die nach weniger als 50 msek eintreffen, werden eliminiert; die Informationen, die in einem Abstand von 50 und 200 msek folgen, werden betont.

Das bedeutet, daß afferente Frequenzen zwischen 5 und 20 Hz, also gerade solche im Bereich der wesentlichen EEG-Frequenzen, akzentuiert würden. Höhere Frequenzen würden unterdrückt. Dies wäre ein Filtermechanismus, der vertiefte neurophysiologische Untersuchungen verdiente.

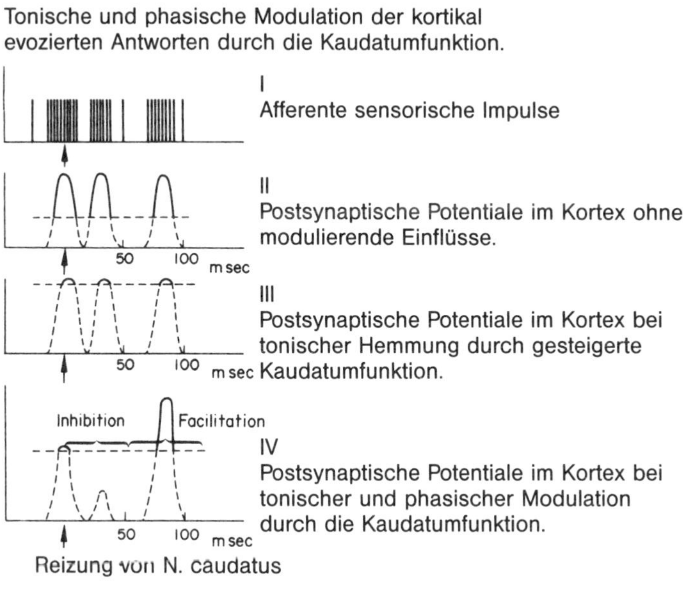

Abb. 11: Tonische und phasische Modulation der kortikal evozierten Antworten durch die Kaudatumfunktion.

Die beobachtete Wirkung von Neuroleptika bei optisch evozierten Potentialen beim Kaninchen entspricht ganz der obigen Hypothese: Den stärksten positiven Effekt beobachtet man bei Photostimulation mit Frequenzen von 6 Hz, mit anderen Worten bei Impulsintervallen von ca. 160 msek. Bei Frequenzen über 10 Hz desintegriert das sonst zusammenhängende Bild. Es gibt also eine Fazilitation im Bereich der artspezifischen elektroenzephalographischen Grundfrequenz durch Neuroleptika.

Zum Schluß stellt sich jetzt die Frage nach den zukünftigen Entwicklungen. Die weitere Entwicklung klassischer Neuroleptika wird nicht zu entscheidenden Durchbrüchen führen. Sicher wird in einigen Jahren wieder eine clozapin-ähnliche Substanz zur Verfügung stehen. Muß man aber nicht wieder mit aplastischen Syndromen rechnen? Bei allen stark dämpfend wirkenden, hochdosierten Neuroleptika finden wir im Gegensatz zu den stark extrapyramidal-wirksamen, niedrigdosierten Stoffen gehäuft Knochenmarkschäden.

Will man über die klassischen Neuroleptika in der Psychosetherapie hinauskommen, muß man auf die somatischen Hypothesen der Schizophrenie schauen.

1. Methylierungshypothese

Die N- oder O-Methylierung einer Reihe körpereigener Substanzen führt zu psychotomimetischen Stoffen (Abb. 12). Lange Jahre hat man gemeint, diese würden in ursächlicher Beziehung zur Psychose stehen. Man braucht

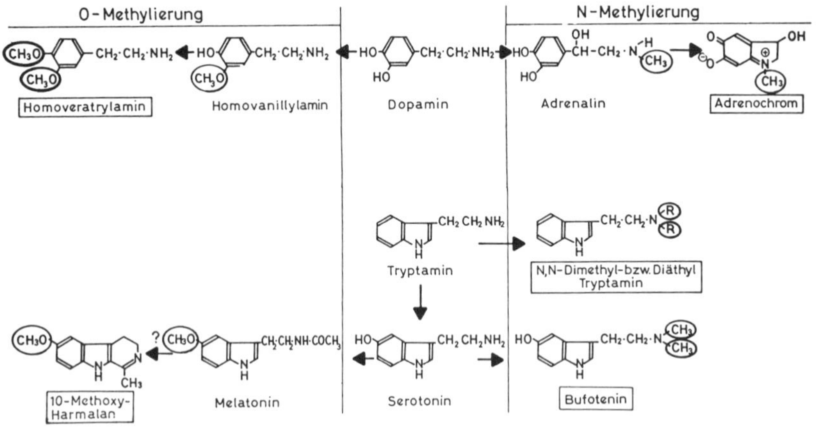

Abb. 12: O- und N-Methylierung bei biogenen Aminen.

nur den ominösen «pink spot» zu erwähnen. Allerdings ist die Suche nach einem zentral wirksamen und dazu verträglichen Methylierungshemmstoff immer noch nicht abgeschlossen. Die Hoffnung, mit einem solchen in der Psychosebehandlung weiter zu kommen, ist allerdings nur gering.

2. Endorphinhypothese

Weit älter als dic Behandlung der Psychosen mit Neuroleptika ist die Opiattherapie, die offenbar auch heute noch hier und da praktiziert wird. Für den Pharmakologen ist das nicht verwunderlich, denn Opiate ähneln in den entscheidenden Wirkungen den Neuroleptika. Zu nennen sind Katalepsie, Apomorphinantagonismus, Prolaktinsekretion, Steigerung der striären Erregbarkeit und Hemmung der retikulären Weckreaktion. Von hier stellt sich die Frage nach der Bedeutung der Endorphine bei Psychosen, die noch nicht endgültig beantwortet ist. Eine therapeutische Verwendung der heute bekannten Endorphine ist kaum zu erwarten, vor allem nicht als Dauertherapie.

3. Beta-Blocker

Die Versuche mit Beta-Blockern bei Schizophrenie sind hier nur erwähnt. Man kann sagen, daß die Wirkung nicht überzeugend ist, und daß die Pharmakologie hier kaum Ansätze für eine weitere Entwicklung finden kann.

4. Die Elektrolythypothese

Ein ganz anderer Zugang für die Pharmakologie wäre noch zu eröffnen. In mehreren Fällen wird in der Literatur unter Neuroleptikabehandlung über Wasserintoxikationen infolge unangepaßter Sekretion des antidiuretischen Hormons beschrieben. Es stellt sich die Frage, wie weit nicht der Elektrolyt- und Wasserhaushalt bei der Psychose und deren Behandlung eine Rolle spielt. Für Opiate und Opioide kann man zeigen, daß ihre Wirkung an den dopaminergen Funktionen des Striatum durch Aldosteronantagonisten verstärkt wird. Wichtiger aber erscheint der Befund, daß Aldosteronantagonisten die Bindungsfähigkeit striärer Dopaminrezeptoren für Neuroleptika steigern. Die Elektrolyte wurden in den letzten Jahrzehnten –, eigentlich seit den Arbeiten des Kreises um Goodman in den fünfziger Jahren –, mit Unrecht vernachlässigt. Sie beeinflussen die Isosterie der Rezeptoren, wie man von den Opiaten, von den Neuroleptika, von den Benzodiazepinen und von endogenen Transmittern weiß. Darüber hinaus beeinflussen Elektrolyte die Erregbarkeit elektrisch erregbarer Membranen. Es stellt sich also die Frage, wie wirken Aldosteronantagonisten und Saludiuretika auf den Verlauf der Psychose und die antipsychotische Behandlung?

Die Pharmakologen sollten, um den Klinikern zu helfen, Phantasie entwickeln und weniger das Heil in komplizierten Methoden suchen. Jede Minute, die man an Apparate verliert, büßt man an Möglichkeiten phantasievoller Hypothesen ein.

Diskussion

Zur Ergänzung der vom Referenten (an Tierversuchen gewonnenen) Hypothese, daß die Neuroleptika-Wirkung im Sinne einer Verbesserung der Filterfunktion der Aufmerksamkeit aufgefaßt werden könne, wird auf die Ergebnisse der experimentellen Schizophrenieforschung hingewiesen (Straube, Tübingen), die zeigen, daß die Neuroleptika-Behandlung die Fokussierungsfähigkeit in den Aufmerksamkeitsprozessen verbessert. Darüber hinaus kommt den Neuroleptika offensichtlich eine generelle Schutzfunktion zu, da experimentelle psycho-physiologische Untersuchungen gezeigt haben, daß die durch belastende Reize hervorgerufene psychovegetative Erregbarkeit gedämpft wird, nicht aber die durch neutrale Reize hervorgerufene Erregbarkeitsänderung.

Auf die Frage (Ploog, München), warum sich in Verlaufsuntersuchungen an psychiatrischen Patienten Elektrolytveränderungen nicht nachweisen lassen, meint der Referent, daß hier möglicherweise entscheidend sei, ob peripher untersucht würde oder direkt am zentralen Wirkort. Der Referent vermutet, daß in letzterem Falle sehr wohl Veränderungen nachweisbar sein könnten, die aber peripher durch Einwirkung anderer Faktoren nicht mehr erfaßbar sind.

Da im Parkinsonoid gleichzeitig Übererregung und Rigor enthalten sei, könne man dann auch im pharmakologischen Experiment Stereotypien *und* kataleptisches Verhalten erzeugen, da ja mindestens zwei verschiedene Systeme beteiligt seien, neben dem Striatum auch das limbische System (Rüther, München)? Der Referent weist auf die Komplexität des Zusammenspiels cortikaler Systeme hin. Z.B. könne man eine Katalepsie (im

Tierversuch) schon bei schwacher striärer Reizung bei gleichzeitiger Stimulation des retikulären Systems auslösen. Andererseits erhalte man auch bei «subkataleptischen» Dosierungen von Neuroleptika, aber auch von Morphin eine Katalepsie, wenn man gleichzeitig eine starke periphere Erregung setze.

Auf die Frage (Ackenheil, München), ob bei den am Tier ermittelten Dosiswirkungskurven für dieselbe Substanz gegenläufige Effekte zu beobachten seien, die ja dadurch zustande kommen könnten, daß eine niedrigere Dosierung die präsynaptischen Rezeptoren blockiere und letztlich aktivierend wirke, aber eine höhere Dosierung auf die postsynaptischen Rezeptoren wirke und damit insgesamt dämpfend wirke, erwidert der Referent, daß diese von ihm dargestellten Untersuchungen zur Entwicklung neuer Arzneimittel eine solche Differenzierung nicht zulassen würden, daß diese aber grundsätzlich im Tierexperiment möglich sei.

Abschließend kommt die Rede auf die große interindividuelle Streuung bei psychobiologischen Messungen (Ploog, München). Der Referent entgegnet, daß auch im Tierversuch man zunehmend dazu übergehe, die Reaktivität des Einzeltieres genau zu überprüfen, um dann homogene Gruppen zusammenzustellen. Pflug (Tübingen) schlägt vor, Patienten syndromal oder psychophysiologisch zu definieren und nicht wie bisher von großen nosologischen Einheiten wie Schizophrenie oder Depression auszugehen und die so definierten Gruppen dann einer biochemischen Untersuchung zuzuführen.

Blockade der Dopamin-Rezeptoren im Hippokampus als Indikator antipsychotischer Wirksamkeit: Korrelationen zwischen neurochemischen und psychopharmakologischen Wirkungen von Neuroleptika

Serge Bischoff, Alexandra Delini-Stula, Laurent Maître

Einleitung

Ebenso wie die medikamentöse Behandlung der Affektstörungen, geht auch die moderne Pharmakotherapie der Schizophrenie auf eine zufällige Entdeckung zurück, nämlich auf die von Delay und Deniker im Jahre 1952, der antipsychotischen Wirkung des Chlorpromazin (s. Caldwell, 1970). In der Zwischenzeit sind Hunderte von Arzneimitteln entwickelt worden, die sich in ihren pharmakologischen Merkmalen quantitativ und z. T. auch qualitativ vom Chlorpromazin unterscheiden. Unter den vielfachen Wirkungen dieser Präparate auf periphere und zentrale Funktionen erwies sich jedoch als einziges gemeinsames und anscheinend auch mit ihren klinischen Effekten verbundenes Merkmal der Einfluß auf durch Dopamin (DA) vermittelte Hirnprozesse. 1963 erbrachten Carlsson et al. den Nachweis einer Steigerung des DA-Umsatzes im Hirn durch Neuroleptika und stellten demnach die Hypothese auf, daß diese Wirkung als Folgeerscheinung der Blockade zentraler DA-Rezeptoren durch diese Substanzen zu deuten sei. Seitdem sind die Befunde von Carlsson und Mitarbeitern durch eine Vielfalt von anderen Untersuchungen bestätigt und erweitert worden. Die DA-Hypothese der Schizophrenie, die aufgrund von diesen Befunden postuliert worden war, hat bis heute ihre Gültigkeit.

Typische Wirkungen der klassischen Neuroleptika auf das Tierverhalten sind mit der DA-Hypothese vereinbar. Alle diese Präparate hemmen die stereotypen, abnormalen Reaktionen von Versuchstieren, die durch eine direkte oder indirekte Aktivierung der DA-Rezeptoren durch Apomorphin oder Amphetamin entstehen. Darüber hinaus führen sie bei verschiedenen Tierarten zu extrapyramidalen Störungen, sowie zu einem Zustand kataleptischer Starre. Eine gute Übereinstimmung zwischen den Antiapomorphin-Wirkungen und der kataleptogenen Wirksamkeit einer Reihe von Phenothiazin- und Butyrophenon-Derivaten wurde 1969 von Stille beschrieben, der aus diesem Grunde ein gemeinsames anatomisches Substrat der beiden Wirkungen vermutete: das Neostriatum.

Beim Menschen wurden analoge Zusammenhänge festgestellt, nämlich zwischen der antipsychotischen Wirkungsstärke zahlreicher Neuroleptika und ihrer Fähigkeit, extrapyramidale, Parkinson-ähnliche Nebenerscheinungen hervorzurufen. Diese Beobachtungen trugen auch zur Unterstützung der Annahme bei, daß diese Wirkungen zwei untrennbare, über den gleichen Wirkungsmechanismus zustande kommende Phänomene seien, d. h. eine Blockierung dopaminergischer Reizübertragungen im Nigro-Striatalen System. Einige Kliniker hielten es sogar für wahrscheinlich, daß therapeutisch wirksame Dosierungen der Neuroleptika erst dann erreicht werden, wenn extrapyramidale Anzeichen in Erscheinung treten.

An einem kausalen Zusammenhang zwischen den antipsychotischen und den extrapyramidalen Wirkungen der Neuroleptika wurde stark gezweifelt, nachdem die therapeutische Wirksamkeit bei gleichzeitig geringen oder gar fehlenden Parkinson-ähnlichen Nebenwirkungen bei sogenannten «atypischen» Antipsychotika (Clozapin, Thioridazin, Sulpirid) durch klinische Prüfungen festgestellt und auch bestätigt wurde. Interessanterweise zeigten diese Präparate auch ungewöhnliche pharmakologische Wirkungsprofile in Tierversuchen, die sich von denjenigen der klassischen Neuroleptika deutlich unterscheiden. Sogar unter den einzelnen Präparaten waren Unterschiede erkennbar: während Clozapin und Thioridazin ein weites Spektrum von Wirkungen zeigten, mit deutlichen antihistaminischen, anticholinergen und alpha-adrenolytischen Eigenschaften, besaß Sulpirid keine solchen Eigenschaften. Das Besondere an diesen Arzneimitteln war jedoch, daß sie zwar gewisse dopaminbedingte Verhaltensmuster am Tier (von denen allgemein angenommen wird, daß sie das Korrelat der menschlichen Psychose darstellen) hemmten, aber bis zu hohen Dosen Zeichen einer Katalepsie, d. h. keine extrapyramidale Störungen verursachten. Diese Befunde machten wahrscheinlich, daß diese beiden dopaminbedingten Effekte voneinander unabhängig sind und daß sie neuroanatomisch von getrennten Strukturen gesteuert sind.

In den frühen siebziger Jahren wurde die Hypothese aufgestellt, daß der primäre, für die antipsychotische Wirkung der Neuroleptika verantwortliche Angriffspunkt sich in den anatomisch definierten mesolimbischen Nervenbahnen befinde, die aus den dopaminhaltigen Nervenzellen im Bereich des ventralen Tegmentum austreten. Diese Hypothese wurde durch die neurobiochemischen Befunde von Andén und Stock (1973) unterstützt. Sie konnten nachweisen, daß, im Gegensatz zu den klassischen Neuroleptika, die atypischen Neuroleptika den DA-Umsatz im limbischen System (n. accumbens und t. olfactorium) mehr steigern als im c. striatum.

Es steht heute fest, daß sowohl typische wie auch atypische Neuroleptika, wie z. B. Clozapin, Thioridazin, Sulpirid und mehrere dieser Substanz analoge Benzamid-Derivate, antidopaminerge Wirkungen hervorrufen. Es ist außerdem kaum zu bezweifeln, daß extrapyramidale Symptome beim Menschen, bzw. Katalepsie beim Tier, in erster Linie durch Blockade der dopaminergen Übertragung im Nigro-Striatalen System, eine für die Steuerung der somatisch-motorischen Funktionen verantwortliche Neuronenbahn, entstehen. Weit weniger überzeugend jedoch sind die Hinweise dafür, daß die antipsychotischen Wirkungen der Neuroleptika auf eine Hemmung der dopaminergen Reiz-Übertragung in den mesolimbischen Hirnregionen zurückzuführen sind.

Die ursprünglichen Befunde von Andén und Stock (1973), auf welchen die Hypothese beruhte, wurden von einigen Autoren (z. B. Carlsson, 1975; Bartholini et al., 1975) bestätigt, von anderen (Waldmeier und Maître, 1976) dagegen in Frage gestellt. Zudem führten auch Tierexperimente, die den mesolimbischen Ursprung des DA-bedingten stereotypen Verhaltensmusters nachzuweisen versuchten, zu umstrittenen Ergebnissen. McKenzie (1972) zum Beispiel berichtete, daß die Zerstörung von mesolimbischen Kerngebieten, wie z. B. n. accumbens, nicht jedoch von c. striatum, die durch Amphetamin ausgelösten Stereotypien aufhebe. Andere Untersuchungen dagegen ergaben entgegengesetzte Resultate (Naylor und Olley, 1972), oder deuteten auf eine Beteiligung beider Strukturen an diesem Verhalten hin (Costall und Naylor, 1973, 1974). Zwischen dem vermuteten anatomischen Angriffspunkt für die antipsychotische Wirkung von Neuroleptika und den Gehirn-Strukturen, die das Verhalten im Tiermodell bedingen, konnte also keine völlig sichere Verbindung hergestellt werden.

Neuere tierexperimentelle Befunde und eine wachsende Anzahl Hinweise für die Existenz einer definierten dopaminergen Bahn im Hippokampus lassen es möglich erscheinen, daß diese Struktur ein wichtiger Angriffspunkt der Neuroleptika sein könnte. Es ist seit langem bekannt, daß der Hippokampus an den integrierenden, höheren Nervenfunktionen, vor allem an der Steuerung kognitiver Prozesse, wesentlich beteiligt ist. Zahlreiche Befunde sprechen auch dafür, daß er ebenso bei gefühlsbedingtem Verhalten, bei Raumempfindungsfunktionen, bei willkürlichen Bewegungen, sowie bei verschiedenartigen perseverativen und enthemmenden Reaktionen eine Rolle spielt.

In Anbetracht dessen liegt die Annahme nahe, daß der primäre Symptomen-Komplex der Schizophrenie, welcher Affektstörungen, Assoziationsbeeinträchtigungen und gestörte Willenskraft beinhaltet, möglicherweise mit einer Beeinträchtigung der Hippokampus-Funktionen zusammenhängt.

Bis vor kurzem wurde die Existenz einer definierten dopaminergen Leitungsbahn und DA-Rezeptoren im Hippokampus bestritten. 1979 jedoch konnten Bischoff und Mitarbeiter die Anwesenheit von DA und dessen Metaboliten in nicht-noradrenergen Neuronen des Hippokampus nachweisen. Spätere Untersuchungen zeigten, daß in dieser Struktur auch DA-

Tabelle 1: Evidenzen für ein dopaminerges System im Hippokampus

Biochemische Evidenz:	– DA und seine Metaboliten DOPAC und HVA außerhalb von NA-Neuronen	Bischoff et al., 1979 a, b; Karoum et al., 1980
	– Synthese und Freisetzungsprozesse für DA vorhanden	Schröder et al., 1982
	– DA-abhängige Adenylat-Zyklase vorhanden	Dolphin et al., 1979; Jork et al., 1982
	– Spezifische DA-Rezeptoren vorhanden	Bischoff et al, 1980; Bittiger und Bischoff, 1980; Scatton et al., 1981
Effekte von Pharmaka:	– Der DA-Umsatz steigt nach Neuroleptika	Bischoff et al., 1979 a, b
	– ^{3}H-Spiperone-Bindung wird akut durch Neuroleptika gehemmt	Bischoff et al., 1980, 1982
	– Chronische Behandlung mit Neuroleptika induziert Toleranz auf DA-Umsatz	Scatton 1981
	– DA-Rezeptoren werden nach chronischer Neuroleptika-Behandlung überempfindlich	Bischoff 1981
	– Schritte im DA-Metabolismus werden durch klassische DA-Pharmaka modifiziert (Apomorphin, α-Methylparatyrosin, Pargylin)	Bischoff et al., 1979
Anatomische Evidenz:	– Histofluoreszenz-Messung	Hökfelt et al., 1974
	– Immunofluoreszenz	Swansson und Hartman, 1975
	– Anterograde (^{3}H-Leuzin) oder retrograde (HRP) Tracer-Befunde	Simon et al., 1979
	– Läsions-Studien	Scatton et al., 1980
Pharmakologische Evidenz:	– Stimulation des EEG nach intrahippokampaler Injektion von DA und Apomorphin	Smialovski, 1976
	– Akkumulation von Apomorphin nach systematischer Applikation	Smialovski et al., 1979
	– Dopaminerge Regulation der Glykoprotein-Synthese im Hippokampus	Jork et al., 1979, 1980 a, b Lössner et al., 1981
Elektrophysiologische Evidenz:	– Depression der Aktivität von hippokampalen Neuronen nach iontophoretisch appliziertem DA	Herz und Nacimiento, 1965; Biscoe und Straugham, 1966; Stefanis, 1968; Herrling, 1981

Synthese und -Freisetzung stattfinden, sowie ein DA-empfindliches Adenylat-Zyklase-System vorhanden ist. Somit wurden weitere Hinweise für eine unabhängige, funktionell aktive dopaminerge Leitungsbahn in der Hippokampus-Formation geliefert. Außerdem wurden in einer Reihe von Studien die charakteristischen dopaminergen Merkmale der mit Hilfe spezifischer Radioliganden identifizierten hippokampalen Rezeptoren nachgewiesen.

Die aus verschiedenen Forschungsgebieten stammenden Befunde über die Existenz des dopaminergen Systems im Hippokampus sind in der Tabelle 1 zusammengefaßt.

Die funktionelle Rolle der dopaminergen Bahn im Hippokampus bleibt noch abzuklären. Zur näheren Charakterisierung der DA-Rezeptoren in diesem Gebiet, sowie zur Erfassung ihrer funktionellen Bedeutung, wurde eine Reihe von Untersuchungen mit typischen und atypischen Neuroleptika durchgeführt. Zweck dieser Untersuchung war es, festzustellen, ob eine Beziehung zwischen den diversen Wirkungen auf DA-Rezeptoren im Hippokampus und den typisch neuroleptischen Effekten dieser Arzneimittel auf das Tierverhalten besteht.

Ergebnisse

Wirkungen von Pharmaka auf die Bindung von 3H-Spiperon im Hippokampus und Striatum in vivo sowie auf Amphetamin- und Apomorphinbedingte Stereotypien

Eine Reihe klassischer und «atypischer» Neuroleptika wurde in mehreren neurochemischen und psychopharmakologischen Versuchsanordnungen, die zur Erfassung einer Blockade dopaminerger Vorgänge im Zentralnervensystem als relevant anerkannt sind, geprüft. Die Hemmwirkung dieser Substanzen auf die Bindung von 3H-Spiperon im Striatum *in vivo* wurde mit ihrer Fähigkeit verglichen, dem durch die dopaminergen Agonisten Amphetamin und Apomorphin hervorgerufenen stereotypen Verhalten entgegenzuwirken.

Da kürzlich nachgewiesen wurde, daß *in vivo* verabreichtes 3H-Spiperon die DA-Rezeptoren nicht nur im Striatum, sondern auch im Hippokampus (Bischoff et al., 1980, 1982) markiert, wurde die *In-vivo*-Bindung mehrerer Präparate in dieser Hirn-Region gemessen. Um die Eigenschaften und die Empfindlichkeit der Hippokampus-Rezeptoren besser präzisieren zu können, wurden die Ergebnisse verschiedener neurobiochemischer und pharmakologischer Untersuchungen (s. Tabelle 4) mit den in der neuen Versuchsanordnung (d. h. 3H-Spiperon-Bindung im Hippokampus *in vivo*) gewonnenen Daten verglichen.

Weil 3H-Spiperon im Frontal-Kortex Serotonin (5-HT) Rezeptoren in größerem Ausmaß als DA-Rezeptoren markiert (Creese und Snyder, 1978; Leysen et al., 1978; Bischoff et al., 1980), wurden zur Kontrolle der Spezifität der DA-Rezeptor-Markierung unter den gewählten Versuchsbedingungen auch mehrere 5-HT Antagonisten parallel untersucht.

Die für eine 50%ige Hemmung der 3H-Spiperon-Bindung, bzw. des stereotypen Verhaltens, benötigten Dosierungen der Neuroleptika (ED_{50}-Werte) sind aus der Tabelle 2 zu ersehen. Wurden keine ED_{50}-Werte

Tabelle 2: Arzneimittel-Wirkungen auf *in vivo* ^{3}H-Spiperon-Bindung im Hippokampus und Striatum sowie auf Amphetamin- und Apomorphin-bedingte Stereotypien

Arzneimittel, Neuroleptika	^{3}H-Spiperone-Bindung im Hippokampus (ED_{50}: mg/kg)	^{3}H-Spiperone-Bindung im Striatum (ED_{50}: mg/kg)	Amphetamin-Stereotypien (ED_{50}: mg/kg)	Apomorphin-Stereotypien (ED_{50}: mg/kg)
Spiperon	0.048	0.012	0.13	0.066
Benperidol	0.048	0.072	0.047	0.36
(+) Butaclamol	0.070	0.11	0.038	0.071
Perphenazin	0.13	0.31	0.087	0.34
Haloperidol	0.15	0.26	0.054	0.27
cis-Flupenthixol	0.19	0.55	0.084	0.28
Thiothixen	0.21	1.1	0.21	1.91
Oxiperomid	0.27	0.77	0.25	–
Pimozid	0.5	1.0	0.17	0.17
Thioproperazin	1.0	2.0	0.16	0.60
GP 50 302	2.0	4.8	1.18	6.1
Sultoprid	2.3	10.0	17.0	24.0
Molindon	2.5	3.7	5.61	8.68
Metoclopramid	3.0	6.4	4.2	8.0
Halopemid	4.0	16.0	11.0	21.0
Chlorpromazin	4.0	20.0	2.12	9.29
Clozapin	6.5	–40% bei 30	6.79	>25.0
Thioridazin	7.0	100.0	9.36	32.7
Pipamperon	14.5	–30% bei 25	4.46	25.0
Tiaprid	19.0	–40% bei 100	ns bei 30	–24% bei 30
Sulpirid	19.5	–50% bei 100	–21% bei 100	–30% bei 100
5-HT Antagonisten				
Cyproheptadin	3.4	27.0	>10	>10
Metergolin	4.8	–32% bei 30	8.73	>25
Mianserin	10	0% bei 30	ns bei 30	ns bei 30
Cinanserin	ns bei 100	0% bei 100	ns bei 100	ns bei 100
Methysergid	ns bei 30	0% bei 100	ns bei 30	ns bei 30

Die **^{3}H-Spiperon-Bindung in vivo** wurde 2 h nach i. v. Injektion von 12 uCI (180 ng) ^{3}H-Spiperon (N.E.N.; spez. Akt. 25.6 Ci/mmol) in Hippokampus und Striatum gemessen. Die unspezifische Bindung wurde, wie bereits beschrieben (Bischoff et al., 1980), definiert als die Restradioaktivität in den Hirnproben von Tieren, die 30 Min. vor Verabreichung des Radioligands mit 3 mg/kg i.p. nichtmarkiertem Spiperon behandelt wurden. Die auf der Tabelle aufgeführten Werte sind die Dosen, die die ^{3}H-Spiperon-Bindung um 50% hemmten (ED_{50}-Werte). Sie wurden graphisch aus den Dosis-Wirkungskurven ermittelt. Die Ratten wurden mit steigenden Dosen der Prüfsubstanzen 30 Min. vor Verabreichung von ^{3}H-Spiperon vorbehandelt und 2 h danach getötet. In jedem Versuch wurden pro Dosis 8 bis 16 Tiere verwendet.

Amphetamin-Stereotypien: Das Auftreten von Lecken und Nagen wurde 30, 40, 50 und 60 Min. nach Verabreichung von d-Amphetamin (7.5 mg/kg s.c.) an den jeweils mit den Prüfsubstanzen vorbehandelten Ratten bewertet. Die ED_{50}-Werte wurden durch logarithmische Regressionsanalyse ermittelt. Pro Dosis der jeweiligen Prüfsubstanzen wurden 6 bis 12 Tiere verwendet. Die Prüfsubstanzen wurden 90 Min. vor der Amphetamin-Gabe injiziert.

Apomorphin-Stereotypien: Das Auftreten von Nagen und Schnüffeln nach Verabreichung von Apomorphin (1 mg/kg s.c.) wurde bei jeder (2 h vorher mit der Prüfsubstanz vorbehandelten) Ratte in Abständen von 10 Minuten bis zum Verschwinden der Stereotypien bewertet. Die ED_{50}-Werte wurden wie oben beschrieben ermittelt. Pro Dosis wurden 6 bis 9 Ratten verwendet.

erreicht, so sind die nach Verabreichung der höchsten Dosierungen erreichten Hemmeffekte in Prozenten angegeben.

Die Neuroleptika und 5-HT-Antagonisten sind nach der Rangordnung ihrer Hemmwirkung auf die 3H-Spiperon-Bindung im Hippokampus aufgeführt. In der Regel zeigten die in den Versuchsanordnungen am stärksten wirkenden klassischen Neuroleptika auch in dieser Hinsicht die ausgeprägteste Wirksamkeit. Die «atypischen» Neuroleptika dagegen hemmten die 3H-Spiperon-Bindung im Hippokampus stärker als im Striatum und die Amphetamin-bedingten Stereotypien stärker als die Apomorphin-bedingten.

Da sich zwei Neuroleptika-Gruppen klar differenzieren lassen, wurden ihre jeweiligen Wirkungen in den verschiedenen Prüfsystemen und die Korrelations-Koeffizienten getrennt analysiert.

Unter den 5-HT-Antagonisten zeigten Cyproheptadin und Metergolin eine verhältnismäßig ausgeprägte Hemmwirkung auf die 3H-Spiperon-Bindung im Hippokampus. In einigen weiteren Versuchsanordnungen waren sie ebenfalls wirksam, insbesondere bei der Steigerung des DA-Umsatzes im Striatum (Ergebnisse nicht dargestellt). Dies bestätigt lediglich die Beobachtungen, daß diese Substanzen gewisse antidopaminerge Eigenschaften besitzen (Carter und Pycock, 1978; Spano et al., 1978; Niemegeers und Janssen, 1979). Die 3H-Spiperon-Bindung im Hippokampus wurde auch durch Mianserin antagonisiert. Die Ursache dieser Wirkung ist nicht bekannt, könnte jedoch mit der Blockade der $alpha_2$-Adrenozeptoren in Zusammenhang stehen. Cinanserin und Methysergid waren beide, auch relativ hoch dosiert, unwirksam.

Korrelationskoeffizienten der ED_{50}-Werte der Neuroleptika bei verschiedenen Versuchsanordnungen

Vergleiche der Wirksamkeit der klassischen Neuroleptika, einschließlich Thioridazin, bezüglich der Hemmung stereotyper, dopaminbedingter Verhaltensreaktionen und der Hemmung der 3H-Spiperon-Bindung weisen auf eine Parallelität dieser Wirkungen hin. Die Berechnung des Spearmanschen Rangkorrelationskoeffizienten ergab in der Tat eine hochsignifikante ($p < 0.01$) Korrelation zwischen der Fähigkeit dieser Arzneimittel, den durch Amphetamin oder Apomorphin bedingten stereotypen Reaktionen der Ratte entgegenzuwirken und ihrer Wirksamkeit beim Verdrängen des radioaktiv markierten Spiperons aus den Bindungsstellen im Striatum und im Hippokampus.

Diese Ergebnisse stimmen mit früheren Beobachtungen überein, welche auf eine Korrelation zwischen Hemmung der 3H-Spiperon-Bindung *in*

Tabelle 3: Korrelationskoeffizienten zwischen ED_{50}-Werten der Neuroleptika in verschiedenen Modellen

	^{3}H-Spi.-Bind. im Hippokampus	^{3}H-Spi.-Bind. im Striatum	Amphetamin-Stereotypien	Apomorphin-Stereotypien
^{3}H-Spiperon-Bindung im Hippokampus		0.981 n = 15	0.907 n = 17	0.872 n = 15
^{3}H-Spiperon-Bindung im Striatum	0.981 n = 15		0.882 n = 15	0.885 n = 14
Amphetamin-Stereotypien	0.907 n = 17	0.882 n = 15		0.839 n = 15
Apomorphin-Stereotypien	0.872 n = 15	0.885 n = 14	0.839 n = 15	
^{3}H-Spiperon-Bindung im frontalen Kortex	0.293 n = 12	0.357 n = 10	0.545 n = 12	0.400 n = 11

Korrelationskoeffizienten zwischen den ED_{50}-Werten der Neuroleptika in verschiedenen Test-Modellen. Die Spearmanschen Rangkorrelationskoeffizienten zwischen den verschiedenen Versuchsanordnungen wurden für die klassischen Neuroleptika sowie Thioridazin berechnet. „n" gibt die Anzahl der bei jeder Bestimmung verwendeten Pharmaka an. Zur Ermittlung der Korrelationskoeffizienten zwischen diesen Versuchsanordnungen und der ^{3}H-Spiperon-Bindung im frontalen Kortex *in vivo* wurden die ED_{50}-Werte bei den gleichen Tieren bestimmt (Ortmann et al., 1982).

vitro, Steigerung der Homovanillinsäure-Konzentration im Striatum und Hemmung der Stereotypien durch Neuroleptika hindeuten (Leysen et al., 1978). Außerdem bestätigen sie, daß die Bestimmung der 3H-Spiperon-Bindung *in vivo* ein zuverlässiger und funktionell relevanter Messparameter für die antidopaminergen Eigenschaften einer Substanz darstellt. Eine solche *In-vivo*-Methode erbringt einen eindeutigen Vorteil gegenüber *In-vitro*-Techniken. Sie erlaubt die Bestimmung einer *In-vivo*-Wirkung auf dopaminerge Rezeptoren unter In-vivo-Bedingung, die dann direkt mit komplexen Verhaltenseffekten verglichen werden kann. Schließlich erbringen diese Befunde auch erste Anhaltspunkte dafür, daß sich die DA-Rezeptoren im Hippokampus und Striatum durch die klassischen DA-Rezeptoren-Hemmer, zu denen die Neuroleptika auch zählen, auf ähnliche Weise hemmen lassen.

Die Korrelationskoeffizienten der 3H-Spiperon-Bindung im Frontalcortex mit anderen Parametern der antidopaminergen Wirksamkeit sind aus der Tabelle 3 (im unteren Teil) zu entnehmen. Wie aus diesen Angaben ersichtlich, besteht keinerlei Korrelation zwischen der Potenz der Präparate bei der Hemmung entweder Amphetamin- oder Apomorphin-bedingter Verhaltens-Reaktionen und der Stärke ihrer Hemmwirkung auf die kortikale 3H-Spiperon-Bindung. Daraus läßt sich schließen, daß entweder die Wirkungen des Amphetamins und des Apomorphins auf das Verhalten über Leitungsbahnen vermittelt werden, welche die frontale Hirnrinde nicht innervieren, oder in der frontalen Hirnrinde andere Rezeptorengruppen durch 3H-Spiperon markiert werden als im Hippokampus und im Striatum. Es bestehen überzeugende Anzeichen dafür, daß die Mehrheit (etwa ⅔) der in der frontalen Hirnrinde durch 3H-Spiperon markierten Rezeptoren tatsächlich nicht dopaminerg, sondern serotonerg sind. Neuere Untersuchungen (Ortmann et al., im Druck) zeigen, daß einige klassische Neuroleptika und 5-HT-Rezeptorenblocker das durch 5-Hydroxytryptophan ausgelöste Verhaltenssyndrom und die 3H-Spiperon-Bindung in der frontalen Hirnrinde der Ratte ähnlich stark hemmen.

Die Untersuchung der Wirkungen der «atypischen» Neuroleptika hat gewisse Besonderheiten ihrer Aktivitätsprofile, sowie auch deutliche Unterschiede zu den klassischen Antipsychotika aufgezeigt. Als erster auffälliger Unterschied ist eine eindeutige Dissoziation der Wirkungen auf DA-Rezeptoren im Hippokampus und im Striatum festzustellen. Bei sämtlichen Vertretern der ersten Gruppe ist die Hemmwirkung auf die 3H-Spiperon-Bindung im Hippokampus viel stärker ausgeprägt als im Striatum. Außerdem bewirken alle eine dosisabhängige, vollständige Blockade der DA-Rezeptoren in jener Hirnstruktur, während einige im Striatum auch nach höheren Dosierungen nur eine teilweise Hemmung verursachen (z.B. Sulpirid, Tiaprid, Thioridazin: Tabelle 4). Als Beispiel sind die dosisabhängigen Haloperidol-, Sulpirid- und Thioridazin-Wirkungen auf die 3H-Spiperon-Bindung *in vivo* im Striatum und im Hippokampus in der Abb. 1 gegenübergestellt.

Die Dissoziation der Wirkungen der «atypischen» Neuroleptika im Striatum und Hippokampus scheint auch in ihrem Einfluß auf das Verhalten zum Ausdruck zu kommen, insofern als diese Substanzen keine oder nur schwache kataleptogene Eigenschaften aufweisen. Sie hemmen jedoch zumindest einige der Reaktionen des Versuchstiers auf Amphetamin oder Apomorphin.

Im Gegensatz zu den klassischen Neuroleptika (bei denen eine enge Korrelation zwischen den Wirkungen auf die Hippokampus-Rezeptoren und auf das stereotype Verhalten besteht) zeigen die Sulpirid-Analoge jedoch keine deutliche Parallelität ihrer Hemmwirkungen auf die 3H-Spiperon-Bindung und auf die Apomorphin- und Amphetamin-bedingten Verhaltensreaktionen der Ratte. Wie aus der Tabelle 4 ersichtlich, scheint die empfindlichste Verhaltensreaktion auf Benzamid-Derivate die durch Apomorphin ausgelöste Kletter-Reaktion zu sein.

Tabelle 4: Effekte von atypischen Neuroleptika auf DA-Rezeptor-bezogene neurobiochemische und psychopharmakologische Parameter

Substanz	(^{3}H)-Spiperon-Bindung im Hippokampus (ID_{50} mg/kg)	(^{3}H)-Spiperon-Bindung im Striatum (ID_{50} mg/kg)	Amphetamin-Stereotypien (ID_{50} mg/kg)	Apomorphin Stereotypien (ID_{50} mg/kg)	Katalepsie (ED_{50} mg/kg)	Kletterreaktion Maus (ED_{50} mg/kg)
Sulpirid	19.5	–50% bei 100	120	n.s. bei 120	120 i.p.	50 (46%)
Sultoprid	2.3	10.0	17.0	24.0	130 p.o.	10
Halopemid	4.0	16.0	11.0	21.0	100 p.o.	10
Tiaprid	19.0	–50% bei 100	0%	–24 bei 30	100 i.p. (33%)	50
Oxiperomid	0.27	0.77	0.25	–	25 i.p. (40%)	
Thioridazin	7.0	100.0	9.36	32.7	60 i.p. (6 h) 60 p.o. (6 h)	5
Clozapin	6.5	–40% at 30	6.8	25.0	120 p.o.	5
Pipamperon	14.5	–30% at 25	4.5	25.0	–	–

Die Wirkungen der atypischen Neuroleptika auf die ^{3}H-Spiperon-Bindung im Hippokampus und Striatum *in vivo* wurden mit deren Wirkungen auf Amphetamin- und Apomorphin-bedingte Stereotypien sowie Katalepsie der Ratte und Apomorphin-bedingtes Klettern der Maus verglichen. Die ED_{50}-Werte für die Spiperon-Bindung *in vivo* und die Stereotypien wurden wie oben beschrieben ermittelt.
Die Katalepsie wurde über eine Zeitspanne von 3 oder 6 Stunden mittels einer Punktskala bewertet (Boissier und Simon, 1963).
Durch Pharmaka ausgelöstes Klettern wurde bei der Maus untersucht. Ab der 5. Minute nach Substanzverabreichung wurde das Kletterverhalten der in Zylindern gehaltenen einzelnen Mäuse in Abständen von 2 Min. während 60 Min. nach Punkten bewertet (Protais et al., 1976).

Es sei noch darauf hingewiesen, daß die Mehrheit der Neuroleptika die Bindung an DA-Rezeptoren im Hippokampus in der Regel stärker (Faktor 2–10) zu hemmen scheint als die Apomorphin-Wirkung bei der Ratte. Darüber hinaus ist ihre Hemmwirkung auf Amphetamin-Stereotypien meist ausgeprägter als auf Apomorphin-Stereotypien.

Bei der Antiamphetamin-Wirkung der atypischen Neuroleptika läßt sich kein einheitliches Wirkungsprofil erkennen. Während einige dieser Präparate verhältnismäßig stark antagonistisch wirken – im ähnlichen Ausmaß, wie sie die 3H-Spiperon-Bindung im Hippokampus hemmen – zeigen andere nur schwache oder keine Wirkungen bei den geprüften Dosierungen.

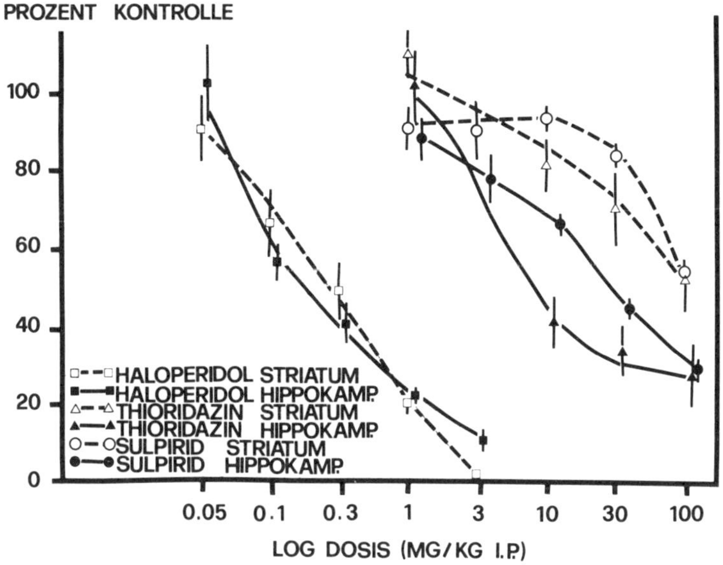

Abb. 1: Dosis-Wirkungskurve der Hemmung der ^{3}H-Spiperon-Bindung in vivo durch Haloperidol, ein klassisches Neuroleptikum, Thioridazin, ein atypisches Neuroleptikum, und (+)Sulpirid, ein atypisches Neuroleptikum aus der Klasse der substituierten Benzamide.
Jeder Punkt ist der Mittelwert (± S. E. M.) von 8–16 Tieren, in Prozent der Kontrollwerte.
Ausgezogene Linie = Bindung im Hippokampus
Gestrichelte Linie = Bindung im Striatum

Dieser Befund gilt insbesondere für die Benzamid-Derivate und er stimmt mit den Beobachtungen anderer Autoren überein (s. Jenner und Marsden, 1979). Diese relative Unwirksamkeit im Amphetamin-Versuch steht im Gegensatz zu der starken Hemmwirkung auf die 3H-Spiperon-Bindung im Hippokampus. Auf die Dissoziation dieser beiden Wirkungen muß daher näher eingegangen werden. Zahlreiche Hinweise sprechen dafür, daß das durch Amphetamin ausgelöste stereotype Verhalten das zuverlässigste Tiermodell der menschlichen schizophrenen Psychose darstellt (s. Lyon und Nielsen, 1979). Einige Benzamide, scheinbar im Widerspruch dazu, hemmen dieses Verhalten bei der Ratte kaum oder gar nicht, zeigen jedoch antipsychotische Wirksamkeit in der klinischen Praxis. Es muß jedoch berücksichtigt werden, daß die Amphetamin-bedingten Stereotypien durch Verabreichung hoher Amphetamin – Einzeldosen hervorgerufen werden. Sie sind das Endergebnis einer Reihe von Veränderungen des organisierten Verhaltens. Eine derartige Verhaltensstörung entsteht offensichtlich als Folge einer funktionellen Beeinträchtigung vieler Leitungsbahnen, die äußere und innere Reize übertragen und integrieren. Die heute vorhandenen experimentellen Ergebnisse deuten darauf hin, daß beim Zustandekommen der Stereotypien alle dopaminergen Strukturen, d. h. Nigrostriatum, mesolimbisches System und Hippokampus, beteiligt sind. Außerdem sind die durch hohe Einzeldosen von Amphetamin ausgelösten Stereotypien möglicherweise als Äußerung eines akuten «halluzinatorischen Zustandes» zu deuten, der sich von der chronischen Schizophrenie und vielleicht besonders von psychophysiologisch klar differenzierter Untergruppe mit generell inhibitorischer Tendenz in psychovegetativen Systemen (Heimann und Strauber, 1981) unterscheidet.

Die Tatsache, daß die Benzamid-Derivate keine einheitliche Hemmwirkung auf Amphetamin-bedingte Stereotypien aufweisen, obgleich sie die DA-Rezeptoren im Hippokampus hemmen, muß also nicht unbedingt die Aussagekraft dieses Verhaltensmodells in Frage stellen. Mit einer Beteiligung der DA-Rezeptoren im Hippokampus an der Entstehung der Stereotypien ist sie auch nicht unvereinbar. In diesem Zusammenhang muß auch berücksichtigt werden, daß bisher die klinische Wirksamkeit keines der Benzamid-Derivate bei der Behandlung akuter psychotischer Zustände einwandfrei erwiesen ist.

Die Ergebnisse unserer Untersuchungen zeigen zusammenfassend eine signifikante Korrelation zwischen der Wirkung zahlreicher Neuroleptika auf die DA-Rezeptoren-Bindung und ihrem Einfluß auf das Verhalten in Tiermodellen, die auf antipsychotische Wirksamkeit beim Menschen schließen lassen. Weiter deuten die Befunde darauf hin, daß die DA-Rezeptoren im Hippokampus mit denen im Corpus striatum einige Eigenschaften gemeinsam haben, da auch sie durch die klassischen Neuroleptika blockiert werden. Im Einklang mit diesen Feststellungen sind auch folgende weitere Beobachtungen: in beiden Hirnregionen wird der DA-Umsatz durch die gleichen Dosen von Haloperidol gesteigert (Bischoff et al., 1979). Weiter wird nach chronischer Haloperidol-Behandlung die Empfindlichkeit der DA-Rezeptoren im Hippokampus auf dopaminerge Agonisten auf gleiche Weise wie diejenige der Striatum-Rezeptoren erhöht (Bischoff, 1981), und es entwickelt sich eine ähnliche Toleranz in Bezug auf den DA-Umsatz (Scatton, 1981). Diese Anpassungen sind durch Untersuchungen an DA-Rezeptoren im Striatum eindeutig nachgewiesen worden (Burt et al., 1977; Scatton, 1977).

Die ausgeprägte Reaktivität der DA-Rezeptoren im Hippokampus auf atypische Neuroleptika, insbesondere diejenige der chemisch neuartigen Klasse der Benzamin-Derivate, spricht jedoch dafür, daß sich diese Rezeptoren auch von denen des Striatum unterscheiden. Da alle untersuchten, bei der Behandlung der Schizophrenie therapeutisch wirksamen Arzneimittel die DA-Rezeptoren im Hippokampus hemmen, scheint diese Eigenschaft ein weitaus relevanterer Indikator ihres antipsychotischen Potentials zu sein als die Blockade der DA-Rezeptoren im Nigrostriatum. Keine der geprüften Wirkungen auf das Verhalten dürfte als vollständiges Korrelat der spezifischen antidopaminergen Wirkung dieser Arzneimittel im Hippokampus angesehen werden.

Literatur

N. E. Anden and G. Stock (1973): Effect of clozapine on the turnover of dopamine in the corpus striatum and in the limbic system. J. Pharm. Pharmacol. 25, 346–348.

G. Bartholini, H. H. Keller and A. Pletscher (1975): Drug-induced changes of dopamine-turnover in striatum and limbic system of the rat. J. Pharm. Pharmac. 27, 439–442

S. Bischoff, B. Scatton and J. Korf (1979 a): Biochemical evidence for a transmitter role of dopamine in the rat hippocampus. Brain Res. 165, 161–165

S. Bischoff, B. Scatton and J. Korf (1979 b): Dopamine metabolism, spiperone binding and adenylate cyclase activity in the adult rat hippocampus after ingrowth of dopaminergic neurones from embryonic implants. Brain Res. 179, 77–84.

S. Bischoff, H. Bittiger and J. Krauss (1980): In vivo (3H) spiperone binding to the rat hippocampal formation: involvement of dopamine receptors. European J. Pharmacol. 68, 305–315

S. Bischoff (1981): Increase in *in vivo* (3H) spiperone binding in the rat hippocampal formation and striatum after repeated treatment with haloperidol. Experientia 37, 1008

S. Bischoff, H. Bittiger, A. Delini-Stula and R. Ortmann (1982): Septo-hippocampal system: target for substituted benzamides? European J. Pharmacol. 79, 225–232

T. J. Biscoe and D. W. Straughan (1966): Micro-electrophoretic studies on neurones in the cat hippocampus. J. Physiol. (Lond.), 183, 341–359

H. Bittiger and S. Bischoff (1980): In vivo (3H) spiroperidol binding: characterization of dopamine and serotonin receptors in different areas of the rat central nervous system. In: «Neurotransmitters and their receptors». Eds. Y. Z. Littauer, Y. Dudai, I. Silman, J. I. Teichberg and Z. Vogel. John Wiley and Sons Ltd. 1980, 67–71

J. R. Boissier and P. Simon (1963): Un test simple pour l'étude quantitative de la catatonie provoquée chez le rat par les neuroleptiques. Application à l'étude des anticatatoniques. Thérapie 28, 1257–1277

D. R. Burt, I. Creese and S. H. Snyder (1977): Antischizophrenic drugs: chronic treatment elevates dopamine receptor binding in brain. Science 196, 326–328

A. E. Caldwell (1970): History of psychopharmacology. In: «Principles of Psychopharmacology». Eds. W. G. Clark and G. Del Guidise. Academic Press, 1970, 9–30

A. Carlsson and M. Lindqvist (1963): Effect of chlorpromazine and haloperidol on formation of 3-methoxytyramine and normetanephrine in mouse brain. Acta Pharmacol. Toxicol. 20, 140–144

A. Carlsson (1975): Pre- and Postsynaptic Receptors. Eds. E. G. Usdin, W. E. Bunney. Dekker, New York, 49–63

C. J. Carter and C. J. Pycock (1978): Differential effects of central serotonin manipulation on hyperactive and stereotyped behavior. Life Sci. 23, 953–960

B. Costall and R. J. Naylor (1973): The role of telencephalic dopaminergic systems in the mediation of apomorphine-stereotyped behavior. Eur. J. Pharmacol. 24, 8–24

B. Costall and R. J. Naylor (1974): The involvement of dopaminergic systems with the stereotyped behavior patterns induced by methylphenidate. J. Pharm. Pharmac. 26, 30–33

I. Creese and S. H. Snyder (1978): (3H) spiroperidol labels serotonin receptor in rat cerebral cortex and hippocampus. European J. Pharmacol. 49, 201–202

A. Dolphin, M. Hamon and J. Bockaert (1979): The resolution of dopamine and $beta_1$ and $beta_2$ adrenergic-sensitive adenylate cyclase activities in homogenates of cat cerebellum, hippocampus and cerebral cortex; evidence for a dopamine sensitive adenylate cyclase in the cat hippocampus. Brain Res. 179, 305–317

H. J. Haase (1969): Therapie mit Psychopharmaka und anderen psychotropen Medikamenten. Janssen GmbH, Düsseldorf, 1969

H. Heimann and E. Straube (1981): Psychophysiologische Untersuchungen Schizophrener. In: Schizophrenie, Stand und Entwicklungstendenzen der Forschung, 4. «Weissnauer» Schizophrenie-Symposium, 24.–25. April 1980. Hrsg. G. Huber, F. K. Schattauer Verlag, Stuttgart – New York, 1981, pp. 235–249

P. L. Herrling (1981): The membrane potential of cat hippocampal neurons recorded in vivo displays four different reaction mechanisms to iontophoretically applied transmitter agonists. Brain Res. 212, 331–343

A. Herz and A. C. Nacimiento (1965): Über die Wirkung von Pharmaka auf Neurone des Hippocampus nach microelectrophoretischer Verabfolgung. Naunyn Schmiedeberg's Arch. exp. Path. Pharmak. 251, 294–314

T. Hoekfelt, A. Ljungdahl, K. Fuxe and O. Johansson (1974): Dopamine nerve terminals in the rat limbic cortex: aspects of the dopamine hypothesis in schizophrenia. Science 184, 177–179

K. Ishikawa, T. Ott and J. L. McGaugh (1982): Evidence for dopamine as a transmitter in dorsal hippocampus. Brain Res. 232, 222–226

P. Jenner and C. D. Marsden (1979): The mechanism of action of substituted benzamides. In «Sulpiride and other benzamides». Eds. P. F. Spano, M.

Trabucchi, G. U. Corsini and G. L. Gessa. Italian Brain Research Foundation Press, Milan, 119–147

R. Jork, B. Loessner and H. Matthies (1979): Dopamine and macromolecule synthesis in rat hippocampus. Pharmacol. Biochem. and Behav. 11, 247–249

R. Jork, G. Grecksch, M. Jirka, B. Loessner and H. Matthies (1980 a): Apomorphine and glycoprotein synthesis in rat hippocampus. Pharmacol. Biochem. and Behav. 12, 317–318

R. Jork, B. Loessner and H. Matthies (1980 b): The influence of dopamine on the incorporation of different sugars into total proteins of hippocampal slices. Pharmacol. Biochem. and Behav. 13, 303–304

R. Jork, B. Loessner and H. Matthies (1982): Mechanisms of dopamine induced changes in hippocampal glycoprotein synthesis. Neuroscience 7, suppl. 107

F. Karoum, J. W. Commissiong, N. H. Neff and R. J. Wyatt (1980): Biochemical evidence for uncrossed and crossed locus coeruleus projections to the spinal cord. Brain Res. 196, 237–241

J. E. Leysen, C. J. E. Niemegeers, J. P. Tollenaere and P. M. Laduron (1978): Serotonergic component of neuroleptic receptors. Nature 272, 168–171

B. Loessner, R. Jork and H. Matthies (1981): Dopamine induced changes in L. Fucose incorporation into proteins of rat hippocampus and corpus striatum during postnatal development. Pharmacol. Biochem. and Behav. 15, 705–709

M. Lyon and E. B. Nielsen (1979): Psychosis and drug-induced stereotypies. In: «Psychopharmacology in animals: Research and clinical implications». Eds. J. D. Keehn. Academic Press, Inc. N. Y., 1979

G. M. McKenzie (1972): Role of the tuberculum olfactorium in stereotyped behavior induced by apomorphine in the rat. Psychopharmacologia 23, 212–219

R. J. Naylor and J. E. Olley (1972): Modification of behavioral changes induced by amphetamine in the rat by lesions in the caudate nucleus, caudate putamen and globus pallidus. Neuropharmacol. 11, 91–99

C. J. E. Niemegeers and P. A. J. Janssen (1979): A systematic study of the pharmacological activities of dopamine antagonists. Life Sci. 24, 2201–2216

R. Ortmann, S. Bischoff, E. Radeke, O. Buech and A. Delini-Stula (1982): Correlations between different measures of antiserotonin activity of drugs: study with neuroleptics and 5-HT receptor blockers. Naunyn-Schmiedeberg's Arch. Pharmacol. 321, 265–270

P. J. Protais, J. Costentin and J. C. Schwartz (1976): Climbing behavior induced by apomorphine in mice: a simple test for the study of dopamine receptors in striatum. Psychopharmacol. 50, 1–6

B. Scatton (1977): Differential regional development of tolerance to increase in dopamine turnover upon repeated neuroleptic administration. European J. Pharmacol. 46, 363–369

B. Scatton, H. Simon, M. Le Moal and S. Bischoff (1980): Origin of dopaminergic innervation of the rat hippocampal formation. Neurosci. Letters 18, 125–131

B. Scatton (1981): Differential changes in Dopac levels in the hippocampal formation, septum and striatum of the rat induced by acute and repeated neuroleptic treatment. European J. Pharmacol. 71, 499–503

B. Scatton, A. D'Ambrosio, F. Javoy-Agid, Y. Agid, S. Bischoff, H. Simon and M. Le Moal (1981): Evidence for the existence of a dopaminergic innervation of the rat and human hippocampal formation. In: «Proceedings of the 8th International Congress of Pharmacology, Satellite Symposium in Dopamine», Okayoma (Japan), 26–28 July 1981

H. Schroeder, E. Kammerer and H. Matthies (1982): Biochemical evidences for a dopaminergic transmission in the rat hippocampus. In VIth Int. Neurobiological Symposium, IBRO Monographs Serie. Raven Press

H. Simon, M. Le Moal and A. Calas (1979): Efferents and afferents of the ventral tegmental A_{10} region studied after local injection of 3H-leucine and horseradish peroxidase. Brain Res. 178, 17

A. Smialovski (1976): The effect of intrahippocampal administration of dopamine or apomorphine on EEG of limbic structures in the rabbit brain. Pol. J. Pharmacol. Pharm. 28, 579–585

A. Smialovski, M. Melzacka, A. Rurak and J. Vetulani (1979): Accumulation of apomorphine in caudate nucleus and hippocampus of the rabbit. Neurosci. Letters 13, 295–299

P. F. Spano, G. Biggio, M. Casu, G. L. Gessa, S. R. Bareggi, S. Govoni and M. Trabucchi (1978): Interaction of metergoline with striatal dopamine-system. Life Sci. 23, 2383–2392

C. Stefanis (1968): Discussion of serotonin effects on central neurons. Advanc. Pharmacol. 64, 414–418

G. Stille (1969): Die Neuroleptikatherapie der Schizophrenie in pharmakologischer Sicht. Schweiz. med. Wschr. 99, 1645–1652

L. N. Swanson and B. K. Hartman (1975): The central adrenergic system. An immunofluorescence study of the location of cell bodies and their efferant connections in the rat utilizing dopamine-beta-hydroxylase as a marker. J. comp. Neurol. 163, 467–505

P. C. Waldmeier and L. Maître (1976): On the relevance of preferential increases of mesolimbic versus striatal dopamine turnover for the prediction of antipsychotic activity of psychotropic drugs. J. Neurochem. 27, 589–597

Diskussion

Auf die Frage (Ackenheil, München), wie sichergestellt werden könne, daß wirklich nur die dopaminergen Neurone im Hippokampus betroffen seien, da Spiperon auch an Serotonin-Rezeptoren binde, ergänzen die Referenten,

daß sie eine Reihe von Serotonin-Agonisten geprüft hätten (im Vortrag aber aus Zeitgründen nicht erwähnen konnten), um diese Effekte von Dopamin-Effekten unterscheiden zu können. Es gebe aber zur Zeit keine bessere Substanz als Spiperon. Unter anderem habe diese Substanz den Vorteil, daß man nur eine sehr niedrige Dosis verabreichen müsse, um Verhaltenseffekte nachzuweisen. Es wird vorgeschlagen (Stille, Berlin), Substanzen, wie z. B. Morphin, zu prüfen, die ausschließlich am Striatum wirken und nicht auch am Hippokampus, da dies aus theoretischen Gründen interessant sei. Man könne so besser die durch beide Strukturen ausgelösten Effekte von den Effekten, die nur durch eine Struktur ausgelöst werden, trennen.
Ferner wird darauf hingewiesen (Stille, Berlin), daß die Bezeichnung «Stereotypien» zu global sei, da die Apomorphin-Stereotypie sich von der Amphetamin-Stereotypie unterscheiden lasse.
Ferner wird in der Diskussion darauf hingewiesen (Giedke, Tübingen), daß einige der von den Referenten geprüften Substanzen auch in der Therapie Depressiver eingesetzt werde, und daß, ebenso wie in der Schizophrenie, auch in der Depression die Orientierungsreaktion verändert sei, die u. a. wiederum durch das hippokampale System gesteuert werde.

Es wird ferner vor «eingefahrenen Denkgewohnheiten» gewarnt (Heimann, Tübingen), d. h., daß man auch nach diesen faszinierenden Untersuchungsergebnissen nicht annehmen dürfe, wie früher schon bei dem striären System, daß die Schizophrenie die Basis ihrer Vulnerabilität im Hippokampus habe. Es sei denkbar, daß die Wirkung der Neuroleptika etwas kompensiere, was mit der eigentlichen Basis der Vulnerabilität nichts zu tun habe. Es sei nicht unbedingt so, daß man über die therapeutischen Verfahren auch auf die Genese der Krankheit zurückschließen könne. Die eigentliche Krankheitsursache könne auch über sekundäre Wirkmechanismen inhibitorischer Art, wie sie ja für den Hippokampus und den Striatum bekannt seien, beeinflußt werden. Die Referenten weisen in dem Zusammenhang darauf hin, daß ihre Untersuchungsergebnisse nicht bedeuten, daß die Psychose einer bestimmten anatomischen Struktur zuzuordnen sei, aber daß man den Angriffspunkt eines Tages aufklären könne, von dem aus die kognitiv-affektive Symptomatik der Schizophrenie beeinflußt werden könne.

Der aktuelle Stand der psychophysiologischen Schizophrenie-Forschung – Theoretische und klinische Gesichtspunkte

Eckart Straube

1. Einführung in den Problembereich

Theoretische und praktische Erfordernisse verlangen in den Humanwissenschaften ein klassifizierendes Ordnen der angetroffenen Phänomene. Klassifikationen in der Psychiatrie als Teilbereich der Humanwissenschaften sollten vor allem zwei Erfordernissen dienen:

1. den psychisch Erkrankten einer spezifischen Behandlung zuführen (klinischer Gesichtspunkt),
2. das Auffinden der Erkrankungsursache fördern (klinischer und grundlagenwissenschaftlicher Gesichtspunkt).

Die Klassifizierung bestimmter Verhaltensmuster als «schizophren» leitet ihre Berechtigung u.a. von der empirisch belegbaren Aussage ab: Bei Vorliegen einer Schizophrenie wirken Neuroleptika, bei Vorliegen z.B. einer Neurose wirken Neuroleptika nicht. Jede weitergehende Untergliederung der «Schizophrenie», bzw. der «Gruppe der Schizophrenien» (E. Bleuler, 1911) ergibt keine eindeutige Beziehung zu spezifischen Behandlungsansätzen. Andererseits sprechen einige schizophrene Patienten nur unzureichend auf eine Neuroleptikabehandlung an, auch wenn an der Schizophrenie-Diagnose kein Zweifel besteht. Zahlreiche empirische Studien haben sich inzwischen mit diesem Problem beschäftigt; u. a. die Studie von Cole und Mitarbeitern (1964, 1966). In dieser multizentrischen Untersuchung in verschiedenen Kliniken der Vereinigten Staaten wurde bei insgesamt 338 Patienten unter Einsatz von drei unterschiedlichen Neuroleptika und Placebo die Frage der differentiellen Neuroleptika-Wirkung untersucht. Das bemerkenswerteste Ergebnis der Studie war, daß *keine* psychopathologischen Merkmale aufdeckbar waren, welche die Patienten charakterisieren könnten, die überhaupt nicht oder nur unzureichend auf Neuroleptika ansprechen. Dieser Befund entspricht der klinischen Erfahrung und einer großen Zahl empirischer Untersuchungen, wie z.B. Heimann (1977) ausführt. Auch eine sehr differenzierte Erfassung psychopathologischer Merkmale oder eine standardisierte Therapie klärt das Rätsel schizophrener Neuroleptika-nonresponse nicht auf. Eine kürzlich an unserer Klinik durchgeführte Untersuchung belegt dies sehr eindeutig (Schied et al., 1983; siehe dazu auch Woggon, 1983). Etwa 30% der Patienten bessern sich (nach Cole et al., 1964, 1966) nur geringfügig oder überhaupt nicht im Laufe einer sechswöchigen Neuroleptika-Therapie. Die verschiedenen Neuroleptika-Typen zeigten keinen Unterschied in ihrem Wirkungsprofil. Die Neuroleptika-nonresponse war folglich nicht bedingt durch den Einsatz des «falschen» Neuroleptikums. Bei einem Viertel der mit Placebo behandelten Patienten kam es im Laufe der sechswöchigen Behandlungsperiode zu einer Spontanremission. Auch für diese Patientengruppe kann man zur Zeit keine prognostischen (psychopathologischen) Merkmale benennen. Sicher sind akutes Einsetzen der Psychose oder schlechte prämorbide Anpassung Indikatoren für die spätere Krankheitsentwicklung, jedoch ist die Präzision der Voraussage keineswegs befriedigend (siehe u. a. Davis et al., 1980). Wenn folglich die psychopathologische Beobachtungsebene keine sicheren Indikatoren für die Krankheitsentwicklung (mit oder ohne Neuroleptika-Behandlung) enthält, ist dies Anlaß genug, prognostische Indikatoren der kurz- und langfristigen Krankheitsentwicklung auf anderen Beobachtungsebenen zu suchen.

Ältere neurophysiologische und psychophysiologische Untersuchungen weisen auf eine gegenüber dem Gesunden stark veränderte Reaktivität, insbesondere der vegetativen Funktionen, in der Schizophrenie hin (Peterson und C. G. Jung, 1907; Bumke, 1911; Löwenstein und Westphal, 1933; Hoskins, 1946). In den letzten Jahren sind diese Untersuchungsansätze unter Verbesserung apparativer und methodischer Bedingungen wieder aufgegriffen worden. Diese Arbeiten bestätigen im wesentlichen die älteren Beobachtungen extremer psychovegetativer Erregungsanzeichen in der Schizophrenie.

In den nächsten Abschnitten wird untersucht, ob diese Befunde die unterschiedliche Therapieprognose der Schizophrenie erklären. Die daran anschließenden Kapitel befassen sich mit den psychophysiologischen Reaktionsauffälligkeiten der Kinder schizophrener Eltern. Die naheliegende Frage ist hier, ob diese Auffälligkeiten in Zusammenhang mit einem erhöhten Schizophrenierisiko stehen. Das heißt, es wird in diesen beiden Populationen – bereits erkrankter Schizophrener und Personen, die zum Teil später erkranken werden – geprüft, welcher Stellenwert den psychophysiologischen Veränderungen im Hinblick auf Therapieprognose und Erkrankungsrisiko zukommt.

2. Veränderungen der psychovegetativen Erregbarkeit Messung der Orientierungsreaktion

Die psychophysiologische Komponente der sog. Orientierungsreaktion wurde bisher am häufigsten und detailliertesten an Schizophrenen untersucht (siehe dazu auch den Übersichtsartikel von Öhman, 1981).

Eine Orientierungsreaktion ist eine Neuorientierung des Gesamtorganismus nach einem neuen, plötzlich auftretenden Reiz. Pawlow (1953) nannte dies den sog. «Was-ist-das-Reflex». Diese Zuwendung zu einem neuen, vorher nicht beachteten Reiz ist von einer kurzfristigen Aktivationsänderung des Organismus begleitet. Eine Orientierungsreaktion ist bei jedem Lebewesen zu beobachten, d. h., sie ist eine phylogenetisch alte und dem Überleben der Spezies dienende Funktion. Der biologische Sinn ist die Vorbereitung einer adaptiven Verhaltensänderung. Aus phylogenetischen Gründen reagiert der Organismus auf jeden neu auftauchenden Reiz, prüft seine Valenz als potentielle Gefahr oder potentielle Beute und leitet entsprechendes Verhalten ein (Flucht oder Angriff). Dementsprechend finden wir als begleitende Phänomene der Orientierungsreaktion eine Tonuserhöhung der quergestreiften Muskulatur und eine Schwellenerniedrigung an den Rezeptoren. Auf der psychovegetativen Ebene ist die Orientierungsreaktion begleitet – und darauf wollen wir uns im folgenden konzentrieren – von einer phasischen Herzfrequenzänderung und einer kurzfristigen Erhöhung der Aktivität sekretorischer Drüsen an den Handinnenflächen und Fußsohlen. Diese Steigerung der Drüsenaktivität ist als Erhöhung der elektrischen Leitfähigkeit der Haut mittels einer unkomplizierten Meßmethode darstellbar. Durch spezielle Verstärker, eines sog. Polygraphen, wird die phasische Erhöhung der sekretorischen Drüsenaktivität als Kurvenzug mit entsprechender Amplitude sichtbar. Die kardiale Reaktion kann als periphere kardiovaskuläre Änderung z. B. der Vasokonstriktion der Arteriolen der Fingerspitze über einen Pulsabnehmer sichtbar gemacht werden (siehe Abb. 1).

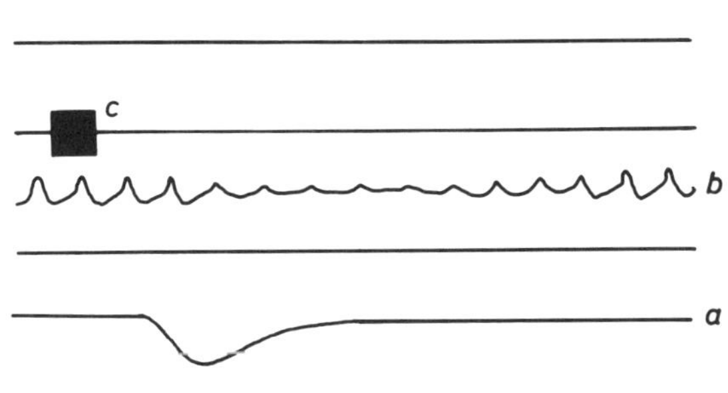

Abb. 1: Beispiel für eine Orientierungsreaktion in zwei psychovegetativen Komponenten: elektrische Hautwiderstandsänderung und Pulsamplitudenreduktion.

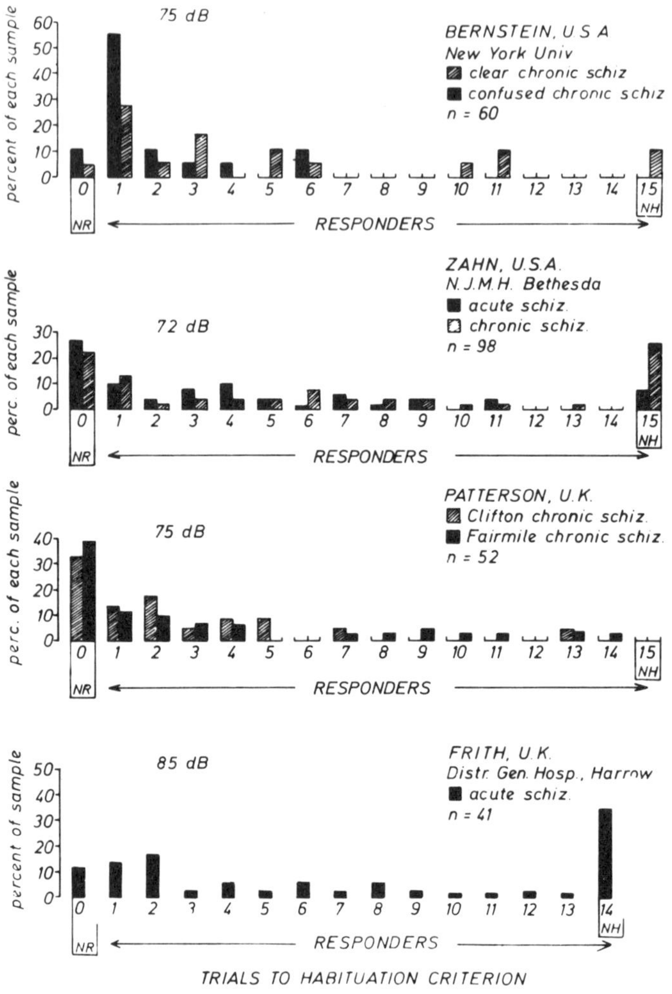

Abb. 2

In unserer Klinik wurde in bisher sechs experimentellen Studien an fast 200 akut erkrankten schizophrenen Patienten die psychovegetative Begleiterscheinung der Orientierungsreaktion untersucht. Als zentrale Meßgröße dient die Änderung der elektrischen Leitfähigkeit der Haut im Gefolge einer Serie von Orientierungsreizen. Als Orientierungsreize wurden – wie inzwischen allgemein üblich – eine Serie von Tönen verwendet, die mit einem Abstand von 30 bis 60 sec. aufeinander folgen und eine Lautstärke von 85 dB haben. Die Messung der Orientierungsreaktion hat den Vorteil einer belastungsfreien Untersuchungsmethode, die ohne größere Stichprobenverzerrung auch im akuten Erkrankungsstadium durchzuführen ist (Details der Untersuchungsmethode sind in Straube, 1979, beschrieben). Das für uns

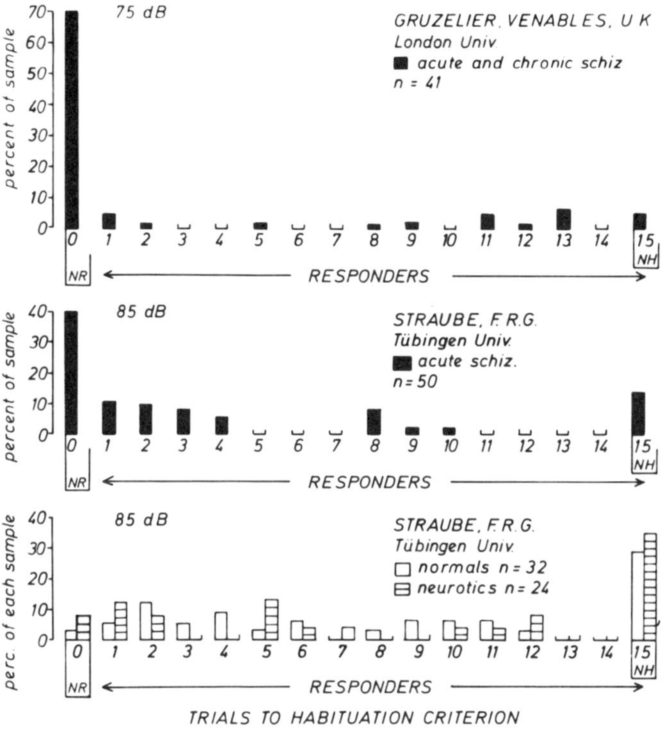

Abb. 2 und 3: Darstellung der Häufigkeit der Orientierungsreaktion in verschiedenen schizophrenen Untersuchungssamples auf 15 Orientierungsreize, NR = keine Orientierungsreaktion, NH = keine Habituation der Orientierungsreaktion. Beispiele nach Bernstein et al. (1981); multizentrische Studie.

zunächst überraschende Ergebnis dieser Studien war, daß sich bei 30–40% der *akut* erkrankten Patienten keine elektrodermale Orientierungsreaktion nachweisen ließ. Das Ausbleiben der Orientierungsreaktion in der Schizophrenie wird auch von anderen Autoren berichtet. Jedoch sind die Befunde nicht einheitlich (siehe z.B. Zahn, 1976). Da diese Diskrepanzen durch Unterschiede in der Untersuchungsmethode und unterschiedliche Kriterien bei der Datenanalyse zustande kommen können, wurden in einer gemeinsamen Arbeit die Daten fast aller Autoren, die in den letzten Jahren Untersuchungen der Orientierungsreaktion bei Schizophrenen vorgenommen haben, von Bernstein et al. (1982) reanalysiert. Fünf der 16 analysierten Studien sind in den Abbildungen 2–6 wiedergegeben. Es handelt sich um

Studien aus verschiedenen Labors und Kliniken der Vereinigten Staaten, Großbritanniens und West-Deutschlands. Die multizentrische Vergleichsstudie von Bernstein et al. zeigt, daß das Ausbleiben der elektrodermalen Reaktion auf Orientierungsreize (nonresponse = «NR» in den Abb. 2–6) der Punkt größter Übereinstimmung zwischen den verschiedenen Studien ist. Elektrodermale nonresponse tritt bei chronisch *und* akut Schizophrenen, behandelten *und* unbehandelten Patienten signifikant häufiger als bei Gesunden oder psychiatrischen Kontrollgruppen auf. Wie jedoch Untersuchungen an unserer Klinik zeigen, ist die elektrodermale nonresponse nicht auf die Kategorie der Schizophrenen beschränkt, sondern tritt auch bei depressiven Patienten mit etwa gleicher Häufigkeit auf (Giedke et al., 1982). Daraus ergibt sich natürlich die Frage: Ist hiermit ein wesentliches Merkmal der psychophysiologischen Reaktivität Schizophrener erfaßt oder lediglich ein peripheres Epiphänomen gestörter Aktivität sekretorischer Drüsen bei schizophrenen oder depressiven Patienten? Zahlreiche Untersuchungen legen die Annahme nahe, daß auch andere psychovegetative Erregungsanzeigen der Orientierungsreaktion eine gleichsinnige Reduktion erfahren. Gruzelier (1975) findet beispielsweise ein entsprechendes Fehlen der Herzfrequenzänderung bei den elektrodermalen nonrespondern und Bernstein et al. (1981) und wir selbst (Straube et al., 1983) stellen fest, daß bei 65–85% der elektrodermalen nonresponder keine kardiovaskuläre Reaktion (Vasokonstriktion des Fingerpulses) auf Orientierungsreize vorhanden ist. Patterson (1976) findet eine Beziehung zwischen fehlender elektrodermaler Orientierungsreaktion und reduziertem Lichtreflex der Pupille (Pupillenkonstriktion). Wir konnten diesen Befund bestätigen (Heimann und Straube, 1981), wenn auch die korrelative Beziehung in einer zweiten Überprüfung wesentlich niedriger war (Straube et al., 1983). Immerhin deuten diese Untersuchungen auf ein relativ konsistentes psychovegetatives Reaktionsmuster abnorm reduzierter Reaktivität eines wichtigen Funktionskomplexes in der Schizophrenie hin.

Erwähnt sei noch, daß auch außerhalb der psychovegetativen Funktionsebene, nämlich für die evozierten Potentiale des EEGs reduzierte Reaktivität (bei einem Teil) der Schizophrenen als prominentes Ergebnis vorgefunden wird (siehe u. a. die Übersichtsarbeiten von Buchsbaum, 1977, und Roth, 1977). Die Frage der Beziehung zwischen veränderter evozierter EEG-Aktivität und veränderter psychovegetativer Reaktivität ist allerdings noch nicht ausreichend untersucht.

In einem weiteren Untersuchungsschritt interessierte uns die Validität der elektrodermalen Befunde. Wir untersuchten die Frage, ob sich schizophrene Patienten mit abnorm reduzierter psychovegetativer Reaktivität von anderen schizophrenen Patienten durch ein entsprechend abgehobenes klinisches Verhalten unterscheiden. Mehrere Studien erbrachten den übereinstimmenden Befund, daß elektrodermale nonresponder psychiatrisch als «emotional zurückgezogene» und weniger erregte Patienten eingestuft wurden. (Beurteilt wurde das Patientenverhalten mit der psychiatrischen Kurzskala von Overall und Gorham und eingestuft vom Stationsarzt, der für das psychophysiologische Untersuchungsergebnis «blind» war (Straube 1979, Straube 1983). Kürzlich wurde dieser Zusammenhang von Bernstein et al. (1981) an einem chronischen Untersuchungssample in einer New Yorker Klinik bestätigt. (Andere Beziehungen zwischen elektrodermaler nonresponse und klinischem Symptom, wie etwa Denkstörung, depressive Symptome und affektive Abstumpfung etc. wurden nicht in allen Studien bestätigt und bleiben für nachfolgende Überlegungen unberücksichtigt).

Ausgehend von Lehrbuchbeschreibungen der akuten Schizophrenie würde man eher ein Zuviel an Orientierungsreaktion, bzw. eine verspätete Habituation im Vergleich zu gesunden Kontrollgruppen erwarten. Einigen Untersuchern gelang es, neben dem Typus des Nonresponders Normabweichungen (im Vergleich mit der jeweiligen Kontrollgruppe) bei schizophrenen Patienten zu ermitteln, die den hyperreaktiven Gegenpol zum Nonresponder darstellen (Gruzelier und Venables 1972, Zahn 1976, Rubens und Lapidus 1978). Wie unsere multizentrische Vergleichsstudie (Bernstein et al., 1982) unter Einschluß eines Teils dieser Autoren jedoch zeigt, ist der Befund der elektrodermalen Hyperreaktivität nicht immer replizierbar. Man kann aber nicht ausschließen, daß eine solche Untergruppe innerhalb der Schizophrenie existiert.

Zusammenfassend kann man feststellen: Ein Teil schizophrener Patienten zeigt *keine* psychovegetativen Begleiterscheinungen bei Einführung neuer, plötzlich auftauchender Orientierungsreize. Eine zweite Gruppe reagiert psychovegetativ auf Orientierungsreize. Hypothese bleibt jedoch, ob diese Gruppe oder eine Untergruppe im Vergleich zu Kontrollpopulationen als *Hyper*responder anzusehen sind.

Zurückkehrend zur Ausgangsfrage soll im folgenden untersucht werden, ob die Kenntnis psychophysiologischer Untergruppen innerhalb der Schizophrenie eine Voraussage des unterschiedlichen Ansprechens auf Neuroleptika ermöglicht.

Die Ausgangshypothese kann man nun dahingehend differenzieren, daß schizophrene Patienten mit extrem unterschiedlicher psychovegetativer Reaktivität auch diejenigen Patienten sind, die unterschiedlich auf die Neuroleptika reagieren.

Als zusätzliche Arbeitshypothese kann man annehmen, daß die Gruppe mit schon «endogen» gedämpftem Erregungssystem weniger durch die erregungsdämpfenden Neuroleptika profitiert als die Gruppe, die mit nicht habituierender Erregung auf eine Serie von neutralen (Orientierungs-) Reizen reagiert.

3. Reaktivität des autonomen Nervensystems und Therapieprognose

Inzwischen liegen zwei abgeschlossene Untersuchungen, eine aus Großbritannien von Frith und Mitarbeitern (1979) und eine aus den Vereinigten Staaten aus dem National Institute of Mental Health von Zahn und Mitarbeitern (1981) vor. Beide Arbeitsgruppen haben das Untersuchungsparadigma Orientierungsreaktion zur Voraussage des stationären Therapieerfolges eingesetzt. In unserer Klinik wurde eine kleinere Pilotstudie durchgeführt, deren Ergebnis zwar den beiden oben erwähnten Studien entspricht, aber von der Probandenzahl her zu klein ist, um – ohne ausreichende Kreuzvalidierung – eine abschließende Wertung zuzulassen (Straube, Schied, Rein, Breyer-Pfaff, 1984).

Das gemeinsame Hauptergebnis dieser Studie war, daß Patienten mit unterschiedlichem Therapieverlauf unterschiedliche psychovegetative Ausgangslagen *vor* Therapiebeginn haben: Die psychovegetativ hoch Erregten zeigen wenig Symptomänderungen im Laufe der mehrwöchigen stationären Beobachtung im Vergleich zu psychovegetativ niedrig Erregten. Das Maß für Erregung war wieder die Häufigkeit des Auftretens und die Amplitude der elektrodermalen (und kardialen) Orientierungsreaktionen auf eine Serie von Tönen, bzw. deren Habituationsverlauf.

Die Untersuchungen von Frith und Mitarbeitern, von Zahn und Mitarbeitern deuten darauf hin, daß die schlechtere Prognose der Hocherregten unabhängig davon ist, ob die Patienten Medikamente erhalten oder nicht. (In der Untersuchung von Frith et al. [1979] wurde eine Placebo-Kontrolle durchgeführt. Zahn und Mitarbeiter [1981] gaben nur im Bedarfsfall Psychopharmaka.)

Zahn untersuchte vor Therapiebeginn nicht nur die physiologische Antwort auf (neutrale implikationslose) Orientierungsreize, sondern auch die psychovegetative Reaktivität in Belastungssituationen. Das Ergebnis dieser Untersuchung liefert zusätzliche Gesichtspunkte für die Interpretation und Theorie der an der unterschiedlichen Krankheitsentwicklung Schizophrener beteiligten Faktoren. Unter Belastung (Reaktionszeitaufgaben und Rechenstreß) zeigen die Patienten mit schlechter Prognose ein paradoxes Reaktionsmuster. Die psychovegetative Erregung steigt *nicht* mit der Erhöhung der Anforderung an wie bei den Gesunden und den Patienten mit guter Prognose. Zahn et al. (1981) bemerken dazu: «Not improved patients had responsivity deficits to demanding stimuli while improved patients ... had not» (S. 264). Offensichtlich ist die fehlende adaptive Erregungsmodulation, die fehlende Kongruenz mit situativen Anforderungen – inadäquat erhöhte Erregung in neutralen Situationen und fehlende reaktive Anspannungssteigerung (im Vergleich zu Kontrollpopulationen), wenn Leistungen gefordert werden – ein physiologisches «Symptom» für schlechte klinische Prognose. Die Entkopplung normalerweise fest einprogrammierter Verhaltensmuster der Verbindung zwischen Afferenz und physiologischer Reaktion (besonders deutlich bei der Orientierungsreaktion) weist auf eine Untergruppe innerhalb der Schizophrenie hin, die auf der klinischen Beobachtungsebene als solche nicht sichtbar wird.

Trotz dieser neuen erfolgversprechenden Ansatzpunkte sind entsprechende Funktionszusammenhänge noch weithin ungeklärt, so z. B. die Rolle der Neuroleptika in der Interaktion zwischen Ausgangslage und Therapieerfolg.

Aus diesem Grund wird an der Tübinger Klinik ein sich über vier Jahre erstreckendes Therapie-Projekt[1] durchgeführt, welches neben der psychovegetativen Ausgangslage auch andere Variablen, die als Therapie-Prädiktoren in Frage kommen (so etwa Ansprechen auf Testdosis, prämorbide psychosoziale Entwicklung, Einstellung zur Therapie etc.) untersucht.

4. Hypothesen zur Entstehungsursache der physiologischen Reaktivitätsveränderung

Nachdem die psychophysiologische Reaktivitätsänderung im Hinblick auf mögliche praktisch-therapeutische Konsequenzen erörtert wurde, soll der Schwerpunkt der weiteren Erörterung der theoretische Aspekt sein. Es soll geprüft werden, ob die Untersuchungsergebnisse weiterführende Hypothesen zur Genese extremer psychophysiologischer Normabweichung in der Schizophrenie zulassen.

Zwei unterschiedliche hypothetische Mechanismen können die verschiedenen psychophysiologischen Normabweichungen in der Schizophrenie generieren:

1. Die *fehlende Reaktivität* auf harmlose, triviale Reize (Orientierungsreize) ist als *Schwellenerhöhung* für physiologische Erregbarkeit aufzufassen (gute Prognose).
2. Die *fehlende psychophysiologische Anpassung* einer anderen Gruppe Schizophrener in Situationen wechselnder Anforderungen ist ein Hinweis auf eine zentralnervöse *Modulationsstörung* im Sinne einer psychophysiologischen Disorganisation und entspricht einer Störung der Informationsverarbeitung in der Schizophrenie (schlechte Prognose).

---

[1] Mit Personal- und Sachmitteln von der Deutschen Forschungsgemeinschaft gefördert. Proj. Nr. 180/2 und 180/3-2

3. Ist zu untersuchen, ob es sich bei 1 und 2 um unterschiedliche Entwicklungsstadien einer Schizophreniepopulation oder um verschiedene Untergruppen mit getrennter Entwicklung handelt.

Die Hypothese 1 impliziert, daß ebenso wie auf der psychopathologischen Ebene auch auf der psychophysiologischen Ebene protektive, reparative Mechanismen im Laufe der schizophrenen Erkrankung sichtbar werden. Venables (1977) zitiert in ähnlichem Zusammenhang Pawlow, welcher annimmt, daß das «schwache Nervensystem» der Schizophrenen zu einer transmarginalen Inhibition führe. Ausdruck dafür seien Rückzug und Negativismus der Patienten. «Transmarginal» kann jedoch hier nicht so verstanden werden, als sei das potentielle Erregungsmaximum bereits überschritten, als komme es unter dem Eindruck aktueller intensiver Stimulation zu einer Erregungsblockierung, welches dann das Resultat eines sog. Deckeneffektes wäre. Eine Erhöhung der Anforderung und auch der Intensität der Reizung führt jedoch bei den Patienten, die auf Orientierungsreize nonresponder sind, zu einer «Normalisierung» der Reaktivität, wie verschiedene Arbeiten gezeigt haben (Gruzelier und Venables, 1973; Bernstein, 1970; Heimann und Straube, 1980). «Transmarginale Inhibition» kennzeichnet ebensowenig das Erregungsniveau, denn das basale Erregungsniveau als Indikator für den potentiellen Bereich der Erregbarkeit ist bei den Nonrespondern eher erniedrigt als erhöht, so daß das Ausgangswertgesetz oder der sog. Deckeneffekt nicht für Nonresponse verantwortlich gemacht werden kann. Diese Befunde sprechen eher für eine «erlernte» habituelle Schutzfunktion, die die Schwelle für Erregbarkeit des psychobiologischen Systems erhöht[2]. Die überzufällig häufige Kopplung von Rückzugssymptomen mit der elektrodermalen Nonresponse spricht ebenfalls für die Wirkung reparativer Schutzfunktionen. Eine weitere Stütze erhält diese Interpretation durch den Befund von Rubens und Lapidus (1978). Die Autoren ließen ihre Patienten mit der auf einer psychoanalytischen Konzeption beruhenden Bellak-Skala einstufen. Es stellte sich heraus, daß die elektrodermalen Nonresponder erhöhte Werte in einer Unterskala aufwiesen, die Reizschutzfunktionen ermittelt (stimulus barrier function). Fehlende elektrodermale Orientierungsreaktion war mit erhöhter Reizschutzfunktion gekoppelt.

Wie noch auszuführen sein wird, wird damit eine dynamische Entwicklung von einer höheren psychischen Vulnerabilität vor oder zu Beginn der Erkrankung bis zu einer späteren Schwellenerhöhung für Erregbarkeit

---

[2] Ob die von Davis et al. (1979) beobachtete «analgetische» Reaktion in den evozierten Potentialen Schizophrener (verminderte Amplitude auf Schmerzreize), die durch den Endorphin-Antagonisten Naloxon wieder aufgehoben werden konnte, eine durch einen ähnlichen Mechanismus getriggerte Schutzfunktion darstellt, ist hypothetisch denkbar, aber natürlich nicht direkt nachweisbar (siehe dazu auch Straube, 1980).

angenommen, d. h., die Wirkung von Notfallfunktionen oder reparativer Mechanismen.

Die Hypothese 2 postuliert eine gestörte Modulationsfähigkeit des psychovegetativen Erregungssystems. Gestörte psychovegetative Erregungsmodulation wäre somit als Teilkomponente eines globalen kognitiv-physiologischen Defizits aufzufassen. Befunde der gestörten Informationsverarbeitung Schizophrener würden hiermit gut übereinstimmen (siehe Straube, 1982). Neben der unangepaßten Erregungsmodulation könnte auch die Tatsache, daß der Habituationsverlauf der hocherregten Patienten (mit schlechter Prognose) in der Untersuchungsreihe von Zahn et al. (1981) sehr unregelmäßig war, für diese Hypothese sprechen. Zahn et al. (1981) fanden in dieser Patientengruppe eine verlangsamte Reaktionszeit in entsprechenden Reaktionszeitaufgaben. In der Interpretation von Shakow (1979) bedeutet die verzögerte Reaktion Schizophrener, daß diese unfähig sind, ein stabiles kognitives «Programm» (set), sensomotorische Organisation, für die Zeitstrecke zwischen Reiz und Handlungsvollzug aufzubauen.

Wenn man für die Gruppe 1 (Hypothese 1) eine Schwellenerhöhung für Reaktivität und für Gruppe 2 (Hypothese 2) eine Modulationsstörung postuliert, ergibt sich wieder die alte Frage der Schizophrenieforschung: Ist 2 ein Vorstadium von 1, oder anders ausgedrückt, stellt 1 eine Reaktion auf 2 dar? Man kann diese Frage zur Zeit nicht beantworten, da man keine psychophysiologisch untersuchten Verläufe hat. Andererseits liegen psychophysiologische, vor allem elektrodermale Untersuchungen von Nachkommen Schizophrener vor. Da ein Teil dieser Nachkommen selbst wieder an Schizophrenie erkranken wird, läßt sich untersuchen, ob sich eines der später aufgebauten Reaktionsmuster schon im Vorfeld der Erkrankung zeigt; wenn nicht, dann muß man annehmen, daß es sich um Reaktionen auf die Krankheit handelt oder zumindest um symptombegleitende Erregungsmuster.

5. Reaktivität des autonomen Nervensystems in Populationen mit erhöhtem Schizophrenie-Risiko (Kinder schizophrener Eltern)

Kinder schizophrener Mütter sind, wie mehrere Untersuchungen inzwischen nachgewiesen haben, psychophysiologisch auffällig. Untersuchungen von Salzmann und Klein (1978), van Dyke, Rosenthal und Rasmussen (1974) und Mednick (1978) haben nachgewiesen, daß gerade die elektrodermale Reaktivität aus einer Vielzahl von untersuchten Variablen die sog. Risikogruppe von einer Nicht-Risikogruppe (Kinder ohne schizophrenen Elternteil) unterscheidet.

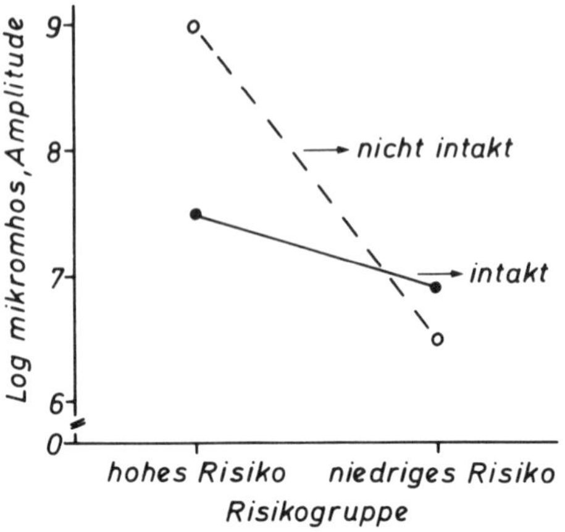

Abb. 4: Durchschnittliche elektrodermale Reaktion von Kindern schizophrener Mütter (hohes Erkrankungsrisiko) und von Kindern einer Vergleichsgruppe ohne heriditäre Belastung, aufgeschlüsselt nach der Intaktheit des Elternhauses (Mutter oder Vater abwesend), nach Mednik (1978).

Salzmann und Klein (1976) demonstrieren dies an einer kleinen Stichprobe von 12 männlichen Kindern im Alter von 10 Jahren. Ein Elternteil dieser Risikogruppe war wenigstens einmal wegen einer schizophrenen Erkrankung hospitalisiert. Ein Elternteil einer Vergleichsgruppe von 30 Kindern war wegen anderer psychiatrischer Störungen hospitalisiert worden. Die Kinder mit dem biologischen Schizophrenie-Risiko reagierten elektrodermal stärker auf konditionierte Testreize.

Der amerikanische Psychologe Mednick und der dänische Psychiater Schulsinger (Mednick, 1978) untersuchten 1962 in Dänemark 207 Kinder *schizophrener* Mütter im Alter von 10 bis 20 Jahren. (Keines dieser Kinder war zu diesem Zeitpunkt mit einer psychiatrischen Institution in Berührung gekommen.) Die sog. High-risk-Kinder unterscheiden sich von den Kindern der Kontrollgruppe – den Low-risk-Kindern – durch eine erhöhte psychovegetative (elektrodermale) Reaktivität auf intensive und nicht intensive Reize. Itil et al. (1974) fanden in derselben High-risk-Population in den evozierten Potentialen höhere, «frühe» und «mittlere» Amplituden, sowie kürzere Latenzzeiten – ein Befund, welcher auf eine generell gesteigerte Reaktivität unabhängig von der Meßebene hinweist.

In Abb. 4 ist die Amplitude der elektrodermalen Reaktion der High-risk-Kinder und der Low-risk-Kinder auf einen einfachen physikalischen Reiz dargestellt. Aus der Abbildung ist zu entnehmen, daß die Kinder mit schizophrener Mutter stärker elektrodermal reagieren, und daß eine Auftrennung der beiden Gruppen in Kinder mit und Kinder ohne intaktes

Elternhaus (beide Eltern vorhanden, oder ein Elternteil nicht vorhanden) zu einer weiteren Erhöhung der Reaktion bei den Risikokindern führt, die *nicht* in einem intakten Elternhaus leben. Bei den Low-risk-Kindern führt diese Umweltvariable zu keiner verstärkten psychovegetativen Erregbarkeit. Hieraus wird bei Vorliegen einer *Disposition* der Einfluß ungünstiger Umweltbedingungen auf die psychophysiologische Reaktivität deutlich. Bei den *Low-risk-Kindern* führen ungünstige Umweltbedingungen zu *keiner* Veränderung auf der psychovegetativen Ebene. Diese Befunde fügen sich sehr gut in ein Diathese-Streß-Modell der Schizophrenie ein (Meehl, 1962; Rosenthal, 1970; Walker et al., 1981).

Allerdings kann erhöhte psychovegetative Reagibilität der High-risk-Kinder nicht allein durch die Tatsache erklärt werden, daß diese Kinder durch eine schizophrene Mutter erzogen wurden. Van Dyke et al. (1974) fanden Hyperresponsivität des autonomen Nervensystems auch bei Nachkommen Schizophrener, die von dem schizophrenen Elternteil in einem sehr frühen Alter *wegadoptiert* worden waren und bei psychisch gesunden Eltern lebten. Auch die Tatsache der Adoption erklärt nicht die höhere Labilität des vegetativen Nervensystems, da eine Vergleichspopulation adoptierter Kinder ohne biologische Belastung keine höhere Reagibilität zeigte.

Die höhere Gefährdung der High-risk-Kinder der dänischen Studie zeigt sich auch in vermehrten devianten Assoziationen in einem Assoziationstest. Oltmanns et al. (1978) finden auffälliges «kognitives Gleiten» bei Risiko-Kindern. Möglicherweise ist dies ein weiterer Hinweis, daß labile psychovegetative Erregungsmodulation eine Entsprechung in kognitiver Störung hat. Mednick und Schulsinger weisen bei einer anderen High-risk-Stichprobe neurologische Störungen und motorische Entwicklungsverzögerungen der im Alter von einem Jahr untersuchten Kinder nach (Mednick, 1978). Ein Befund, der potentiell auf eine neurophysiologische Disregulation hinweist und eventuell eine Parallele hat in der von Lempp (1973) beschriebenen Minimal-brain-Disfunction als eine der möglichen Bedingungskonstellationen späterer schizophrener Entwicklungen (siehe dazu auch Zubin und Spring, 1977; Pollack et al., 1968).

6. Welche Faktoren erhöhen die Wahrscheinlichkeit späterer Erkrankung der «Risiko-Kinder»?

Das Schicksal einer schizophrenen Erkrankung ist keineswegs für alle 207 Kinder schizophrener Mütter zu erwarten. Die Erkrankungswahrscheinlichkeit liegt bei 10–15%. Da einige Kinder inzwischen das Risikoalter erreicht haben, kann eine vorläufige Aussage über Faktoren gemacht werden, die zur Bedingungskonstellation späterer Erkrankung gehören könnten. Unter der Fülle der von den Autoren erhobenen Merkmale ergeben sich für zwei Datenbereiche Unterschiede zwischen den mittlerweile an Schizophrenie erkrankten und den (nicht oder noch nicht) erkrankten Probanden: In den Geburtsprotokollen der Erkrankten sind Geburtskomplikationen signifikant häufiger verzeichnet (Parnas et al., 1982) und während der ersten 14 Lebensjahre (besonders deutlich in der frühen Kindheitsphase) war der Vater häufiger abwesend als bei der nicht erkrankten Risikogruppe oder in der (Nicht-Risiko-)Kontrollgruppe (Walker et al., 1981). Die Autoren nehmen an, daß bei Vorhandensein einer gestörten Mutter eine stabile Vaterfigur besonders wichtig ist, um eine schizophrene Erkrankung zu verhindern oder zumindest hinauszuschieben. Hinzu kommt, daß diese später erkrankten Kinder offensichtlich aufgrund der Erkrankung der Mutter und der dadurch bedingten häufigeren Abwesenheit der Mutter auch häufiger als die später nicht Erkrankten in Heimen aufgenommen werden mußten. Es wurden aus Gründen der Vergleichbarkeit für die vorliegende Analyse nur männliche Probanden ausgewählt, die vergleichbare *(höhere)* elektrodermale Reaktivitätswerte aufwiesen. Die Gefährdung der Erkrankten entwickelt sich somit vor dem Hintergrund oder in Interaktion mit der Neigung des ZNS, mit Übererregung auf sensorische Reizung zu reagieren, – ohne daß diese Tatsache allein schon in notwendigem Zusammenhang mit der späteren Erkrankung steht. Instabilität der häuslichen Verhältnisse und Geburtskomplikationen können ein möglicher Anstoß zur «Schwächung» des gefährdeten psychobiologischen Gesamtsystems sein.

Ausdrücklich gewarnt sei jedoch vor einer vorschnellen Beweisführung. Die in den letztgenannten Analysen aufgeführten Fallzahlen sind noch so gering, daß Generalisierungen kaum möglich sind. Auch können sich entscheidende Veränderungen ergeben, wenn noch einige Jahre zugewartet wird und möglicherweise weitere Personen aus der jetzt noch nicht erkrankten Gruppe das Risikoalter erreicht haben. Soviel läßt sich jetzt jedoch schon feststellen: Disposition zur Schizophrenie (nicht notwendigerweise manifeste Erkrankung) ist mit erhöhter Erregbarkeit des ZNS verbunden. In keiner dieser Studien finden sich Angaben über Nonresponse oder extrem reduzierte Erregbarkeit als diskriminierende Variable! Die Erkrankungsmanifestation erfolgt über die Interaktion mit ungünstigen Umweltverhältnissen, deren genaue Spezifizierung noch nicht abschließend festgestellt werden kann. Schwerwiegende Lebensereignisse, die evtl. ganz unspezifisch sind, müssen hinzutreten, um das offenbar leichter labilisierbare, psychobiologische Funktionssystem der Risiko-Gruppe in eine Psychose einmünden zu lassen (Diathese und Streß als Bedingungsfaktoren einer späteren Erkrankung).

Zu ähnlichen Überlegungen gelangt M. Bleuler (1972) aufgrund seiner langjährigen Beobachtung schizophrener Krankheitsverläufe. Manfred Bleuler betont, daß emotional belastende Lebensereignisse eine enge zeitliche Beziehung zum Ausbruch der Psychose aufweisen, aber keineswegs eine kausale Funktion haben[3].

Art und Weise der Verzahnung von Umwelt und Disposition als Bedingungskomponenten späterer schizophrener Erkrankung legen eine Parallele zum Diathese-Streß-Modell der Psychosomatik nahe. Die Konkordanzziffern eineiiger Zwillingspaare für psychosomatische Erkrankungen zeigen eine ähnlich hohe oder geringe (je nach Standort) Erklärung der Varianz durch genetisch bedingte Faktoren wie in der Schizophrenie. (Siehe dazu Zerbin-Rüdin in diesem Band.) Die Konkordanzziffern einiger psychosomatischer Erkrankungen sind durchaus denen der Schizophrenie ähnlich (Hauge und Harvald, 1968; von Verschuer, 1958; Schepank, 1971; Heigl-Evers und Schepank, 1982). Die Diathese ist in Modellen der Psychosomatik eine «Organ-Schwäche». In Belastungssituationen und bei Versagen von coping-Strategien reagiert je nach Disposition ein bestimmtes somatisches System besonders empfindlich, so etwa das Ulcus-Peptid-System oder das kardiovaskuläre System. Auch in der Psychosomatik ist die Rolle spezifischer Auslöser (Belastungssituation) umstritten. (Die psychoanalytischen Forscher plädieren im Bereich der Psychosomatik ebenso wie in der Psychiatrie für die Annahme spezifischer Auslöser für bestimmte Erkrankungsformen. Forscher anderer Provenienz plädieren eher für die Annahme unspezifischer «Noxen».) Eine die Vulnerabilität erhöhende Belastung wird nach Meinung des Verfassers dieses Beitrages nicht so sehr durch quantitative Merkmale wie Häufigkeit und Intensität definiert, als vielmehr durch das Versagen oder Nicht-zur-Verfügung-Haben von Bewältigungsstrategien. Damit wird die Belastung durch interne *und* externe Faktoren bestimmt. Ein «Organ-Schwäche-Modell» der Schizophrenie würde dann besagen, daß die Diathese, die Neigung des ZNS auf Stimulation mit Übererregung zu reagieren, (ungünstige) externe Einflüsse zur Belastung werden lassen, weil durch ersteres Bewältigungsmöglichkeiten verringert sind. Das bedeutet, «Schwäche des ZNS», ausgedrückt in gesteigerter Erregbarkeit, Aufmerksamkeitsstörungen und leichte neurologische Funktionsstörungen, erklären alleine nicht die spätere Erkrankung, ebensowenig wie ein extrem ungünstiges externes Ereignis alleine die spätere Erkrankung erklären kann, sondern erst durch eine Reduktion der Bewältigungsmöglichkeiten, die wiederum

---

[3] Daß Umwelt und Disposition für beide Geschlechter unterschiedliche Gewichte beim Zustandekommen einer schizophrenen Erkrankung haben, darauf weisen Bleuler (1972) und Mednick (1978) unabhängig voneinander hin. Wir können aber hier nicht weiter darauf eingehen. Es sei deshalb auf die Originalarbeiten verwiesen.

zum Teil durch die «Schwäche des ZNS» mitverursacht wird (Interaktion), kommt es zu einer kritischen Erhöhung der Vulnerabilität. Dieses Zusammenspiel interner und externer Faktoren bestimmt die von Zubin und Spring (1977) beschriebene Vulnerabilitätsschwelle. Wobei dann noch entwicklungspsychologische und lebensgeschichtliche Aspekte zu berücksichtigen sind, um die Frage des Risikoalters zu klären. Vielleicht kommt man einer Lösung dieses Problems näher, wenn man interne und externe Kausalfaktoren nicht wie bisher als getrennte Faktoren (und in verschiedenen wissenschaftsideologischen Lagern) betrachtet, sondern den interaktiven Prozeß zwischen beiden als eigenständige Dimension behandelt. Eine eindimensionale Betrachtungsweise enthält kein Instrumentarium für Erklärungsversuche. Dies mag der Grund dafür sein, daß z. B. in der katamnestischen Studie von M. Bleuler (1972) «schauderhafte Kindheitsverhältnisse» in keinem Zusammenhang mit der späteren Erkrankung stehen, und daß andererseits Zwillinge mit identischem Erbgut bis zu höchstens 50% Erkrankungskonkordanz aufweisen.

7. Disposition, Erkrankung und Prognose – psychophysiologische Reaktivitätsänderung als Indikator?

Tritt eine klinische Manifestation (Erkrankung) auf, wird das Aufdecken der hinter der phänomenalen Ebene liegenden Wirkungszusammenhänge weiter kompliziert: Nicht nur Anlage und Umwelt, sondern sekundäre Begleiterscheinungen oder kompensatorische Reaktionen auf diese Störung können jede Veränderung mit bedingen. Es wurde bereits dargelegt, daß die bei den Nonrespondern auf Orientierungsreize sichtbar gewordene, erhöhte Schwelle für psychovegetative Erregbarkeit, die bei Erhöhung der Reizintensität «normalisiert» werden kann, als sekundär krankheitsbedingter Prozeß aufgefaßt werden kann. Diese psychophysiologische Reaktionsform ist nicht nur durch eine Erhöhung der Anforderung aufhebbar, sondern verändert sich bei Besserung der Symptomatik (Schied et al., 1983; Straube et al., 1984). Das Auftreten ähnlicher Reaktionsformen in der Depression (Giedke et al., 1982) sowie die Kopplung an eine Rückzugssymptomatik spricht nicht für eine «Markierungsvariable» der Schizophrenie (Anlage). Für diese Interpretationen sprechen auch Untersuchungsbefunde bei diskordanten eineiigen Zwillingen (Zahn, 1977). Das psychovegetative Erregungsmuster des an Schizophrenie erkrankten Zwillings entsprach dem anderer Patienten. Das Erregungsmuster des nicht erkrankten Zwillings zeigte keine beeinträchtigte Reaktivität. Zahn folgert daraus: «Overt schizophrenic symptomatology is related to attenuation of autonomic responsivity to demanding and/or stressful stimuli,», S. 55, Zahn, 1977).

In High-risk-Populationen findet man – wie bereits erwähnt – eine gesteigerte Reaktivität oder wie Mednick (1978) es formuliert: «psychovegetative Labilität». Die Befunde höherer Erregungsanzeigen im evozierten Potential deuten ebenfalls in diese Richtung (Itil et al., 1974). Allerdings finden Friedman et al. (1982) in den späten Komponenten evozierter Potentiale der von ihnen untersuchten High-risk-Kinder eine Amplitudenreduktion.

Nach den beiden Untersuchungen von Frith et al. (1979) und Zahn et al. (1981) sowie einer eigenen kleineren Untersuchung müssen wir zur Zeit annehmen, daß übersteigerte Reaktivität unter belastungsfreier Stimulation und fehlender Erregungsanstieg in belastenden Situationen (im Vergleich zu gesunden Kontrollprobanden) mit ungünstiger stationärer Prognose gekoppelt ist.

Die unterschiedlichen Reaktionsmuster der Nonresponse auf neutrale Reize und Normalisierung der Reaktivität bei höherer Intensität (protektive Schwellenerhöhung) bei einer Gruppe Schizophrener und die unzureichende Erregungsmodulation psychovegetativer Parameter bei einer anderen Gruppe mit schlechter stationärer Prognose könnte als unterschiedliches Zur-Verfügung-Haben von psychobiologischen Bewältigungsmechanismen aufgefaßt werden. Wenn, wie man gesehen hat, bei den Risikokindern die Bewältigung der Anforderungen der Umwelt durch eine höhere Erregbarkeit des ZNS erschwert ist, welche in Interaktion mit diesen Anforderungen bei einem Teil der Kinder zur manifesten Erkrankung führt, so ist vorstellbar, daß im Laufe der Erkrankung Notfallreaktionen einsetzen zur Stabilisierung des psychobiologischen Systems. Dies könnte durch Veränderungen der Bereichseinstellung für Erregbarkeit (Nonresponse als Extremfall) geschehen, d. h., durch eine Schwellenerhöhung für psychophysiologische Erregbarkeit. Ob diese Entwicklung so abläuft, darüber hat man – wie bereits betont – keine Information.

Die beiden hier beschriebenen Reaktionsformen ähneln den beiden von Henry (Henry und Stephens, 1977) und von Cannon (1915, deutsche Übersetzung 1975) sowie von Engel und Schmale (1972) in Tierversuchen beobachteten Abwehrsystemen in Notsituationen. Ein «amygdaloides» Muster führt zu gesteigerter Erregbarkeit und Aggression, während das komplementäre «hippokampale» Muster zu Hemmung und Einschränkung der Motilität sowie zu «depressivem» Rückzug führt (siehe dazu Abb. 5). Auch die in unserer Untersuchung hervorgehobene Orientierungsreaktion wird durch den amygdaloiden Funktionskomplex getriggert[4] und durch

[4] Die von Ingvar (1980) beschriebene verminderte Frontalhirndurchblutung bei schizophrenen Patienten mit Rückzugssymptomatik kann durch die enge funktionale Verbindung zwischen Frontalhirn und Amygdala ebenfalls als Ausdruck der globalen Reduktion zentralnervöser Erregbarkeit verstanden werden.

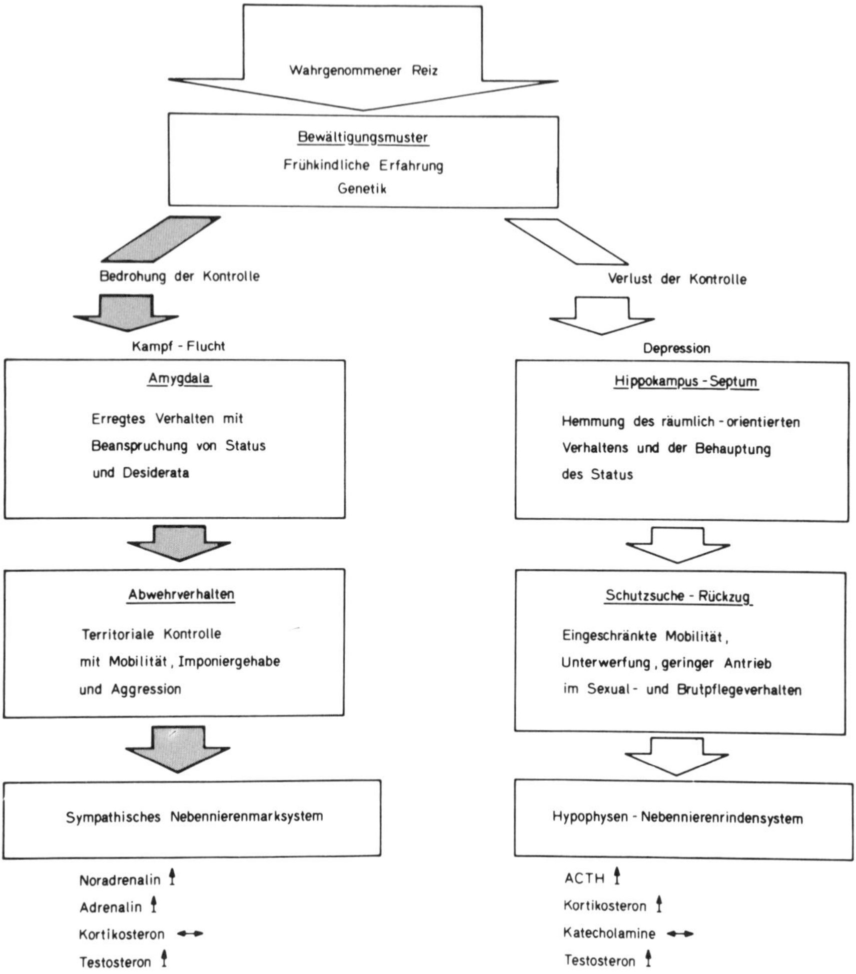

Abb. 5: Schematische Darstellung der beiden ätiologisch begründeten Grundreaktionsformen nach Henry und Stephens (1977) in ihrem psycho-biologischen Zusammenhang: 1. Kampf und Flucht (Cannon); 2. Rückzug/Depression (Engel und Schmale). Darstellung nach T. H. Schmidt in T. M. Dembroski und M. J. Halhuber: «Psychosozialer Streß und koronare Herzkrankheit», Springer-Verlag, Heidelberg 1981.

den hippokampalen gehemmt (Nonresponse). (Siehe dazu auch den Beitrag von Bischoff et al. in diesem Band. Die Autoren vermuten einen zusätzlichen Angriffspunkt der Neuroleptika im Hippokampus.) Sogenannten atypischen Neuroleptika, wie Clozapin, wird eine vergleichsweise stärkere Wirkung am limbischen System zugeschrieben (Andén und Stock, 1973). Die Befunde sind jedoch nicht unumstritten (Waldmeier und Maître, 1976).

Hierher gehören auch «atypische» Therapieversuche mit Benzodiazepinen (Beckmann und Haas, 1980). Dies alles lenkt die Aufmerksamkeit auf die archaischen limbischen Regulationszentren, aber soll keineswegs bedeuten, daß die Schizophrenieproblematik auf diese beiden, wenn auch wichtigen, limbischen Regulationszentralen reduziert werden kann. Ein Vorzug des Modells von Henry ist, daß es Bewältigungsmuster, frühkindliche Erfahrung und Genetik als gemeinsame Komponente enthält, welche für die Aufspaltung in zwei psychophysiologische Verhaltensmuster verantwortlich gemacht werden. Dieses Modell verrät zwar noch deutlich seine Herkunft aus Tieruntersuchungen; andererseits legen gerade Beobachtungen psychophysiologischer und klinischer Verhaltensmuster in der Psychose – einschließlich der Depression – die Zugrundelegung dieser beiden Entwicklungslinien als Orientierungshilfen für zukünftige Untersuchungen nahe.

Literatur

Andén, N. E., G. Stock: Effect of clozapine on the turnover of dopamine in the corpus striatum and in the limbic system. Journal of Pharmacy and Pharmacology, 1973, 25, 346–348

Beckmann, H., St. Haas: High dose diazepam in schizophrenia. Psychopharmacology, 1980, 71, 79–82

Bernstein, A. S.: Phasic electrodermal orienting response in chronic schizophrenics: II. Response to auditory signals of varying intensity. Journal of Abnormal Psychology, 1970, 75, 146–156

Bernstein, A. S., K. Taylor, P. Starkey, S. Juni, J. Lubowsky & H. Paley: Bilateral skin conductance, finger pulse volume, and EEG orienting response to tones of differing intensities in chronic schizophrenics and controls. Journal of Nervous and Mental Disease, 1981, 169, 513–528

Bernstein, A. S., C. D. Frith, J. H. Gruzelier, I. Patterson, E. Straube, P. H. Venables & T. P. Zahn: An analysis of the skin conductance orienting response in samples of american, british, and german schizophrenics. Biological Psychology, 1982, 14, 155–211

Bleuler, E.: Dementia praecox oder die Gruppe der Schizophrenien. Leipzig: Deuticke, 1911

Bleuler, M.: Die schizophrenen Geistesstörungen im Lichte langjähriger Kranken- und Familiengeschichten. Stuttgart: Georg Thieme Verlag, 1972

Buchsbaum, M. S.: The middle evoked response components and schizophrenia. Schizophrenia Bulletin, 1977, 3, 93–104

Bumke, O.: Die Pupillenstörungen bei Geistes- und Nervenkrankheiten. Jena: Fischer, 1911

Cannon, W. B.: Wut, Hunger, Angst und Schmerz. München – Berlin – Wien: Urban & Schwarzenberg, 1975, engl. 1917

Cole, J. O., S. C. Goldberg & G. L. Klerman: Phenothiazine treatment in acute schizophrenia. Archives of General Psychiatry, 1964, 10, 246–261
Cole, J. O., S. C. Goldberg & J. M. Davis: Drugs in the treatment of psychosis: Controlled studies. In P. Solomon (Ed.), Psychiatric drugs. New York: Grune & Stratton, Inc., 1966
Davis, G. C., M. S. Buchsbaum, D. P. van Kammen & W. E. Bunney: Analgesia to pain stimuli in schizophrenics and its reversal by naltrexone. Psychiatry Research, 1979, 1, 61–69
Davis, J. M., Ch. B. Schaffer, G. S. Killian & C. Chan: Important issues in the drug treatment of schizophrenia. Schizophrenia Bulletin, 1980, 6, 70–87
Engel, G. L., A. H. Schmale: Conservation – withdrawal: A primary regulatory process for organismic homeostasis. Physiology, Emotion and Psychosomatic Illness, Ciba Foundation Symposium, 1972, 8, 57–76
Friedman, D., H. G. Jr. Vaughn & L. Erlenmeyer-Kimling: Cognitive brain potentials in children at risk for schizophrenia: Preliminary findings. Schizophrenia Bulletin, 1982, 8, 514–531
Frith, C. D., M. Stevens, E. C. Johnstone & T. J. Crow: Skin conductance responsivity during acute episodes of schizophrenia as a predictor of symptomatic improvement. Psychological Medicine, 1979, 9, 101–106
Giedke, H., H. Heimann & E. Straube: Vergleichende Ergebnisse psychophysiologischer Untersuchungen bei Schizophrenien und Depressionen. In G. Huber (Hrsg.) Endogene Psychosen: Diagnostik, Basissymptome und biologische Parameter. Stuttgart: Schattauer-Verlag, 1982
Gruzelier, J. H.: The cardiac responses of schizophrenics to orienting, signal and non-signal tones. Biological Psychology, 1975, 3, 143–155
Gruzelier, J. H., & P. H. Venables: Skin conductance orienting activity in a heterogeneous sample of schizophrenics. Journal of Nervous and Mental Disease, 1972, 155, 277–287
Gruzelier, J. H., & P. H. Venables: Skin conductance responses to tones with and without attentional significance in schizophrenic and nonschizophrenic patients. Neuropsychologia, 1973, 11, 221–230
Hauge, M., & B. Harvald: The danish twin register. Acta of Genetic Medicine (Roma), 1968, 17
Heigl-Evers, A. & H. Schepank: Ursprünge seelisch bedingter Krankheiten. Eine Untersuchung an 100 + 9 Zwillingspaaren mit Neurosen und psychosomatischen Erkrankungen. Bd. II: Ergebnisse. Göttingen: Verlag für Medizin. Psychologie im Verlag Vandenhoeck & Ruprecht, 1982
Heimann, H.: Neue oder neuartige Psychopharmaka? Vortrag: Göttingen, 1977
Heimann, H. & E. Straube: Psychophysiologische Untersuchungen Schizophrener. In G. Huber (Hrsg.), Schizophrenie, Stand und Entwicklungstendenzen der Forschung. Stuttgart: Schattauer Verlag, 1981
Henry, J. P. & P. M. Stephens: Topics in environmental physiology and medicine. Stress, health, and the social environment. A social-biologic approach to medicine. New York: Springer Verlag 1977
Hoskins, R. G.: The biology of schizophrenia. New York: Norton, 1946

Ingvar, D. H.: Abnormal distribution of cerebral activity in chronic schizophrenia: A neurophysiological interpretation. In C. F. Baxter & T. Melnechuk (Eds.), Perspectives in schizophrenia research. New York: Raven Press, 1980

Itil, T. M, W. Hsu, B. Saletu, & S. Mednick: Computer EEG and auditory evoked potential investigations in children at high risk for schizophrenia. American Journal of Psychiatry, 1974, 131, 892–900

Lempp, R.: Psychosen im Kindes- und Jugendalter – Eine Störung des Realitätsbezugs. Eine Theorie der Schizophrenie. Bern – Stuttgart – Wien: Verlag Hans Huber, 1973

Löwenstein, C., & A. Westphal: Experimentelle und klinische Studien zur Physiologie und Pathologie der Pupillenbewegungen mit besonderer Berücksichtigung der Schizophrenie. Berlin: Karger, 1933

Mednick, S. A.: Berkson's fallacy and high-risk research. In: L. C. Wynne, R. L. Cromwell, & S. Matthysse (Eds.), The nature of schizophrenia. New York: Willey, 1978

Meehl, P. E.: Schizotaxia, schizotypy, schizophrenia. American Psychologist, 1962, 17, 827–838

Öhman, A.: Electrodermal activity and vulnerability to schizophrenia: A review. Biological Psychology, 1981, 12, 87–145

Oltmanns, T. F., S. Weintraub, A. A. Stone & J. M. Neale: Cognitive slippage in children vulnerable to schizophrenia. Journal of Abnormal Psychology, 1978, 6, 237–245

Parnas, J., F. Schulsinger, T. W. Teasdale, H. Schulsinger, P. M. Feldman & S. A. Mednick: Perinatal complications and clinical outcome within the schizophrenia spectrum. British Journal of Psychiatry, 1982, 140, 416–420

Patterson, T.: Skin conductance responding/nonresponding and pupillometrics in chronic schizophrenia. Journal of Nervous and Mental Disease, 1976, 163, 200–209

Pawlow, J. P.: Gesammelte Werke, Band 3. Berlin: VEB Deutscher Verlag der Wissenschaften, 1953

Peterson, F., & C. G. Jung: Psycho-physical investigations with the galvanometer and pneumograph in normal and insane individuals. Brain, 1907, 30, 11–218

Pollack, M., S. Levenstein & D. F. Klein: A three-year posthospital follow-up of adolescent and adult schizophrenics. American Journal of Ortho-psychiatry, 1968, 38, 94–109

Rosenthal, D.: Genetic theory and abnormal behavior. New York: Mc Graw-Hill, 1970

Roth, W. T.: Late event-related potentials and psychopathology. Schizophrenia Bulletin, 1977, 3, 105–120

Rubens, R. L., & L. B. Lapidus: Schizophrenic patterns of arousal and stimulus barrier functioning. Journal of Abnormal Psychology, 1978, 87, 199–211

Salzman, L. F., & R. H. Klein: Habituation and conditioning of electrodermal response in high risk children. Schizophrenia Bulletin, 1978, 4, 210–222

Schepank, H.: Erb- und Umwelteinflüsse bei 50 neurotischen Zwillingspaaren.

Zeitschrift für Psychotherapie und medizinische Psychologie, 1971, 21, 41–?
Schied, H. W., W. Rein, E. Straube, H. Jung, & U. Breyer-Pfaff: Prediction and evaluation criteria in perazine therapy of acute schizophrenics. III. Psychopathological results. Pharmacopsychiatria, 1983, 16, 152–159
Shakow, D.: Adaptation in schizophrenia. The theory of segmental set. New York: John Wiley & Sons, 1979
Straube, E.: On the meaning of electrodermal nonresponding in schizophrenia. The Journal of Nervous and Mental Disease, 1979, 167, 601–611
Straube, E.: Reduced reactivity and psychopathology – Examples from research on schizophrenia. In: M. Koukkou, D. Lehmann, & J. Angst (Eds.), Functional states of the brain: Their determinants. Amsterdam: Elsevier, 1980
Straube, E.: Psychophysiologische Untersuchung Schizophrener. Reaktivität des autonomen Nervensystems unter besonderer Berücksichtigung der elektrodermalen Orientierungsreaktion. Tübingen: Habilitationsschrift, 1983
Straube, E.: Kann die psychologisch-physiologische Grundlagenforschung einen Beitrag zur Therapie- und Prognoseforschung leisten? In H. G. Brenner, E.-R. Rey, & W. Stramke (Hrsg.), Empirische Schizophrenieforschung. Bern: Hans Huber Verlag, 1983
Straube, E., H.-W. Schied, W. Rein, U. Breyer-Pfaff: Prediction and evaluation criteria in perazine therapy of acute schizophrenics. II. Prediction of short term outcome trough measurement of autonomic nervous system activity. Pharmacopsychiatria, 1984, in press
van Dyke, J. L., D. Rosenthal, & P. V. Rasmussen: Electrodermal functioning in adopted-away offspring of schizophrenics. Journal of Psychiatry Research, 1974, 10, 199–215
Venables, P. H.: The electrodermal psychophysiology of schizophrenics and children at risk for schizophrenia: Controversies and developments. Schizophrenia Bulletin, 1977, 3, 28–48
von Verschuer, O.: Die Zwillingsforschung im Dienste der inneren Medizin. Verhandlungen der deutschen Gesellschaft für innere Medizin, 1958, 64, 262–?
Waldmeier, P. C., & L. Maître: On the relevance of preferential increases of mesolimbic versus striatal dopamine turnover for the prediction of antipsychotic activity of psychotropic drugs. Journal of Neurochemistry, 1976, 27, 589–597
Walker, E., E. Hoppes, E. Emory, S. Mednick, & F. Schulsinger: Environmental factors related to schizophrenia in psychophysiologically labile high-risk males. Journal of Abnormal Psychology, 1981, 90, 315–320
Woggon, B.: Prognose der Psychopharmakotherapie. Stuttgart: Enke, 1983
Zahn, T. P.: On the bimodality of the distribution of electrodermal orienting responses in schizophrenic patients. The Journal of Nervous and Mental Disease, 1976, 162, 195–199
Zahn, T. P.: Autonomic nervous system characteristics possibly related to a

genetic predisposition to schizophrenia. Schizophrenia Bulletin, 1977, 3, 49–60
Zahn, T. P., W. T. Carpenter, & T. H. McGlashan: Autonomic nervous system activity in acute schizophrenia. I. Method and comparison with normal controls. Archives of General Psychiatry, 1981 a, 38, 251–258
Zahn, T. P., W. T. Carpenter, & T. H. McGlashan: Autonomic nervous system activity in acute schizophrenia. II. Relationships to short term prognosis and clinical state. Archives of General Psychiatry, 1981 b, 38, 260–266
Zubin, J., & B. Spring: Vulnerability – A new view of schizophrenia. Journal of Abnormal Psychology, 1977, 86, 103–126

Diskussion

Es wird gefragt, ob sich die elektrodermale Reaktivität im Laufe der Erkrankung bzw. Behandlung ändere (Pflug, Tübingen; Frankfurt)? Der Ref. weist darauf hin, daß einige Nonresponder nach vierwöchiger Behandlung mit Neuroleptika zur «normalen» Reaktivität zurückkehren. Offensichtlich sei die biochemische Erregungsblockierung durch Neuroleptika nicht entscheidend für diese Reaktion, sondern die «psychologische Schutzfunktion», die dem Patienten erlaube, die als protektiv zu interpretierende Nonresponse aufzugeben und zur Reaktivität zurückzukehren. Die Fallzahlen seien in diesen Studien jedoch noch zu klein, um abschließende Wertungen durchführen zu können.

Nach der Frage (Lempp, Tübingen), ob es Hinweise gebe, ob die 5 bis 10% Nonresponder unter den Normalen in irgendeiner Weise auffällig seien, gibt der Ref. zu bedenken, daß elektrodermale Nonresponse für sich gesehen noch kein Hinweis auf psychopathologische Veränderungen erlaube und erst das weit häufigere Auftreten im Zusammenhang mit der Psychose ein Index für Veränderungen sei, der «patho-physiologisch» zu deuten sei.

Es wird nach dem Zusammenhang der elektrodermalen Nonresponse mit Denkstörung gefragt (Berner, Wien). Der Ref. bemerkt dazu, daß die Kopplung der Denkstörung mit Nonresponse weit weniger stabil sei als die Kopplung Nonresponse und emotionaler Rückzug der Patienten. Letzterer Zusammenhang sei ja, wie bereits erwähnt, durch eine New Yorker Arbeitsgruppe repliziert worden, so daß wir für diesen Zusammenhang eine relative Stabilität annehmen können.

Es wird darauf hingewiesen (Giedke, Tübingen), daß durch Tierversuche festgestellt wurde, daß auch ein Zuviel von Acetylcholin (der postganglionäre Transmitter für die Schweißsekretion) Nonresponse erzeugen könne.

Würden nun diesen Tieren anticholinerge Substanzen, z. B. Atropin, verabreicht, stellt sich die Schweißsekretion wieder ein.

Auf die Frage (Giedke, Tübingen), ob Nonresponding auch bei sog. High-risk-Kindern, also Kindern schizophrener Eltern, auftrete, ergänzt der Ref., daß nach den bisher durchgeführten Untersuchungen Nonresponse bei Kindern nicht festgestellt werde, aber im Gegenteil eine Übererregbarkeit des elektrodermalen Systems auf nicht belastende und belastende Reize als genetische Belastung angesehen werden könnte.

Ob denn nicht gerade bei den floriden hocherregten Patienten eine günstigere Prognose zu erwarten sei (Eggers, Essen), und ob man damit nicht erwarten müsse, daß es gerade die nicht habituierenden, hoch erregten Schizophrenen sind, die sich rascher und deutlicher bessern, weist der Ref. darauf hin, daß erregtes Verhalten und produktive Symptomatik nicht deckungsgleich sei mit fehlender Habituation im Elektrodermalen. Nach den Befunden von Frith et al. (1979) sind unter den nicht habituierenden, d. h. höher psychovegetativ erregten Patienten zu einem hohen Prozentsatz Patienten mit schleichendem Krankheitsverlauf und schlechter prämorbider Anpassung, also nicht unbedingt Patienten, die dem akut hocherregten Typus zuzurechnen seien. Die Annahme der besseren Prognose der hocherregten, neu aufgenommenen Patienten sei wohl eher als Daumenregel aufzufassen, denn als Gesetzmäßigkeit, wie empirische Erhebungen gezeigt haben.

Zu einem dimensionalen Konzept schizophrener Defizite

L. Süllwold

1. Die Bemühung, mit Hilfe möglichst prägnanter Einzelmerkmale nosologische Syndrome zu kennzeichnen, hat die Beobachtung jener Abweichungen lange Zeit zurücktreten lassen, die nur der Intensität nach und damit nur quantitativ vom Bereich des Gesunden zu unterscheiden sind. So sind schizophren Erkrankte jedoch nicht völlig anders als Gesunde (Heimann, 1983), sie reagieren auch nicht kontinuierlich «schizophren», die ständige Fluktuation zwischen angemessenen und unvollständigen oder fehlerhaften Reaktionen ist geradezu eine durchgehende Charakteristik der Krankheit.

Der Bereich der Überlappung mit dem gesunden Seelenleben ist zwar für die Klassifikation nicht nützlich, aus diesem Grunde wird gern alles, was nicht auf den zweiten Blick wenigstens als spezifisch anzusehen ist, aus dem weiteren Forschungsinteresse ausgeklammert, er ist jedoch von unschätzbarem Wert für Einsichten in jene Mechanismen, mit denen der Gesunde in der Lage ist, gelegentliche Abweichungen minimal zu halten. Normalität ist nach den Worten des Schizophrenieforschers Shakow (1967) eine durch stabilisierende Prozesse und Gegenmaßnahmen in Schach gehaltene Pathologie. Die Gemeinsamkeiten mit dem normalen psychischen Funktionieren sind für das Verständnis der Schizophrenie mindestens so interessant wie es die gemeinsamen Merkmale in den verschiedensten experimentell gewonnenen Daten sein müssen. Das Bemühen um das Erkennen solcher durchgehender basaler Störungen, unabhängig von ihrer nosologischen Relevanz, verlagert das Interesse an der Unterscheidung lediglich. Es ist möglich, und nach unserem bisher verfügbaren Wissen (Heimann 1983) auch wahrscheinlich, daß sowohl Unterschiede im Ausmaß basaler Defizienzen, als auch kompensatorische Gegenregulationen und verfügbare oder versagende zentrale Kontrollfunktionen darüber entscheiden, welche Pathologie entsteht. Das nosologische Syndrom als pathogenetische Endstrecke beruht jedenfalls auf derartigen komplizierten Wechselwirkungsprozessen.

In diesem Zusammenhang ist ein Befund aus der «High-Risk»-Forschung von Interesse. Die Untersuchung von Kindern schizophrener Eltern hat

Chancen, jene Vulnerabilität näher zu erhellen, die als dispositionelle Voraussetzung einen Organismus schizophrenie-fähig werden läßt. Mehrfach bestätigt haben sich inzwischen Beeinträchtigungen der Informationsaufnahme als Merkmal vulnerabler Kinder. In zwei Studien konnten jedoch keine Unterschiede zwischen Kindern depressiver und schizophrener Mütter in bezug auf eine Beeinträchtigung von Aufmerksamkeitsleistungen gefunden werden (Asarnow, 1983). Die Kinder mit einer genetischen Schizophreniebelastung waren jedoch quantitativ am meisten beeinträchtigt, gefolgt von Kindern schizo-affektiver und depressiver Mütter. Obwohl es möglich ist, daß die diagnostischen Verfahren noch zu wenig das Charakteristische einer schizophrenie-zugehörigen Aufmerksamkeitsstörung erfassen, sondern nur die globale Beeinträchtigung, ist jedoch die Hypothese zu stützen, daß ein unterschiedliches Ausmaß einer Abweichung in Beziehung zu einer verschiedenartigen Pathologie steht.

2. In den letzten Jahren wird den Denkstörungen der Schizophrenie wieder verstärkte Aufmerksamkeit zugewendet. Die Denk- und Affektstörungen E. Bleulers (1949) werden auch in den USA zunehmend mehr beachtet und für das Wesentliche der Schizophrenie gehalten, wenn auch deren Operationalisierbarkeit bisher noch recht unzulänglich erscheint. Persistierende Denkstörungen, die auch nach der akuten Phase noch mehr oder weniger diskret vorhanden sind (Huber, Gross, Schüttler, 1978, Harrow, 1983), machen jedenfalls eines der wichtigsten unterscheidenden Merkmale zwischen schizophrenen und affektiven Psychosen aus.

Betrachtet man die «formalen Denkstörungen», das Gedankenabreißen und die Zerfahrenheit, auf ihre Gemeinsamkeit mit dem Bereich des Gesunden einerseits, und anderen auf Daten gestützten Befunden aus der Schizophrenieforschung, dann wird deutlich, daß es sich nicht um isolierte Einzelsymptome handeln kann.

Beim Gedankenabreißen wird eine sprachliche Sequenz abgebrochen, weil ein Element der Kette sprachlicher Einheiten plötzlich subjektiv verschwunden, aus dem Kurzzeitspeicher entfallen ist. Bei der Zerfahrenheit mißlingt die Selektion der u. a. durch den Kontext gesteuerten sprachlichen Elemente, aus dem assoziativen Kontext stammende «Eindringlinge» werden nicht unterdrückt, sondern ausgesprochen. Wie aus Selbstschilderungen hervorgeht, werden leichtere Grade der Störungen vom Patienten noch selbst erkannt. Im Falle des Gedankenabreißens werden plötzliche Leerstellen oder auch Gedächtnislücken beschrieben. Im Falle des zerfahrenen Denkens bzw. der Vorformen davon eine innere Verwirrung, die durch das dauernde Auftauchen von unpassenden Worten, Gedanken, Bildern ausgelöst wird. Die «Kontinuitätslücken» werden durch Versuche, zu rekonstruieren, was soeben war, zu überbrücken gesucht. Die ständige

Ablenkung des Gedankenganges durch Mitsprechen, durch inneres Wiederholen dessen, was ausgesprochen werden soll u. a. mehr. Solche Bemühungen um eine verstärkte Selbstüberwachung des Verhaltens sind jedoch nur bei einer leichteren Ausprägung der Störung effektiv. Für den manifest Denkzerfahrenen hingegen ist charakteristisch, daß er den eingeschränkten semantischen Gehalt seiner Sprache und die damit sehr erschwerte Kommunikation nicht mehr erkennen kann. Auch der verlorene Faden kann bei ausgeprägtem Gedankenabreißen in der Regel nicht wieder aufgenommen werden.

Gibt es solche Phänomene auch im Bereich des Gesunden? Aus der Gedächtnisforschung sind Effekte interferierender Störeinflüsse auf das Reproduzieren von Inhalten seit langem bekannt. Werden z. B. nach einem Einprägungsvorgang kurz danach ähnliche Inhalte gelernt, fällt die Reproduktion fehlerhaft aus. Das Gleiche geschieht, wenn kurz vor dem Einprägen ähnliches Material aufgenommen wurde. Von Interesse ist, welcher Art die Fehler sind, die durch Interferenz ähnlicher Elemente mit dem Einprägungs- und Reproduktionsvorgang entstehen. Es handelt sich um eine vollständige Blockierung, bzw. Hemmung, das zu Erinnernde ist vergessen. Oder es kommt zu einer fehlerhaften Reproduktion, indem aus dem interferierenden Material Vermengungen gebildet werden. Blockierungen einerseits und eine fehlerhafte, abgelenkte, mit unpassenden Nebenelementen vermischte Reaktion sind demnach Fehlerarten, die auch dem Gesunden unterlaufen bzw. die experimentell hervorgerufen werden können. Dies macht erkennbar, im Verein mit Alltagsbeobachtungen über das Fadenverlieren oder Versprecher durch Vermengung mit Nebenassoziationen, daß Interferenzen zu solchen Effekten führen können. Callaway (1970) hat die Eigenart schizophrenen Reagierens in Analogie zu einem defizienten Computer anschaulich gemacht, in dessen laufendes Programm ständig etwas anderes interferiert. Blockierungen und fehlerhafte, abgelenkte Reaktionen sind über weite Strecken der gesamten Psychopathologie zu verfolgen, sie treten nicht nur bei den formalen Denkstörungen in Erscheinung, sondern werden hier nur deutlicher erkennbar (L. Süllwold, 1983).

Der Unterschied zum Gesunden liegt jedoch nicht nur, sondern *auch* im quantitativen Bereich. Neben dem Ausmaß solcher Fehler bzw. der Ablenkbarkeit durch interne oder externe, mit dem zentralen Prozeß interferierende Stimuli, spielt das Versagen einer zentralen Kontrolle eine weitere Rolle.

Wenn automatisierte Abläufe, die höhere Zentren entlasten, vorübergehend gestört werden, kann der Gesunde eine zentrale Kontrolle wieder etablieren. So wird der verlorene gedankliche Faden selbst bemerkt und z. B. durch Wiederholen des Anfanges der Satz doch noch vollendet. Der bei Ermüdung oder Ablenkung durch emotional erregende Vorstellungen faselig oder zerfahren Sprechende bemerkt seine Insuffizienz und kann durch eine verstärkte konzentrative Anspannung den Fokus aufrechterhalten und damit die Selektion relevanter sprachlicher Elemente verbessern. Der schizophren Erkrankte kann dies nicht.

Während der Blockierung eines Elementes zerfällt das gesamte Programm. Der Zerfahrene ist nicht in der Lage, durch verstärkte Anspannung verständlicher zu sprechen. Die zentrale, exekutive Kontrollfunktion ist offensichtlich nicht mehr verfügbar, eine beeinträchtigte Automatisation kann demnach nicht ausgeglichen werden, zumindest bei diesem Schweregrad der Erscheinungen. Dafür kommen andere Anpassungsstrategien ins Spiel. Bei einem Teil der Kranken, die ausreichende Einsicht haben, läßt sich ein Zusammenhang zwischen dem bewußten Vermeiden von Sprachaktivitäten und Störungen der beschriebenen Art feststellen. Das Reduzieren von sprachlichen Äußerungen minimalisiert die Störung bzw. deren Auswirkungen. Shakow (1971) hat u. a. beschrieben, daß das vielfach bestätigte bessere kognitive Funktionieren der Paranoiden eine andere Strategie des Umganges mit der ungeordneten Überflutung durch externe und interne Stimuli darstellt. Dieser nimmt seine Umwelt in einer sehr begrenzten, rigiden, aber dafür stabileren Weise wahr. Der Hebephrene hingegen läßt der oberflächlichen Affiziertheit durch wechselnde und irrelevante Reizeinwirkungen freien Lauf.

Die Einblicke in das ... «Geflecht von direkten Folgen einer hypothetischen Regulationsstörung und kompensatorischen Mechanismen des Organismus» ... (Heimann 1983, S. 194) sind noch sehr begrenzt. Sie sind jedoch, im Unterschied zu früheren interpretativen Hypothesen über funktionale Beziehungen, auf einige Forschungsdaten zu stützen. Erst weitere Ergebnisse können dazu beitragen, unser Konzept von der schizophrenen Psychopathologie zu verändern. Auf der deskriptiven Ebene Einzelphänomene zu sammeln, wird in der Zukunft vermutlich verlassen werden.

Literatur

Asarnow, R. A.: Schizophrenia. In: R. E. Tarter (Ed.): The Child At Psychiatric Risk. University Press Oxford 1983

Bleuler, E.: Lehrbuch der Psychiatrie. 8. Auflage, umgearbeitet von Bleuler, M. Springer Verlag, Heidelberg 1949

Callaway, E.: Schizophrenia and Interference. Arch. Gen. Psychiat. 22: 193–208, 1970

Harrow, M., M. Silverstein, J. Marengo: Disordered Thinking. Arch. Gen. Psychiat. 40: 765–771, 1983

Heimann, H.: Biologie der Schizophrenie. Schweiz. Arch. f. Neurol. Neurochirurgie u. Psychiat. 132: 2, 193–205, 1983
Huber, G., G. Gross, R. Schüttler: Schizophrenie. Springer Verlag, Heidelberg 1978
Shakow, D.: Understanding Normal Psychological Function. Arch. Gen. Psychiat. 17: 306–319, 1967
Shakow, D.: Some Observations on the Psychology (and some fewer, on the Biology) of Schizophrenia. J. Nerv. Ment. Disease 153: 5, 300–315, 1971
Süllwold, L.: Schizophrenie. Kohlhammer Verlag, Stuttgart 1983

Psychotherapie der Schizophrenie[1]

Christian Müller

Es sind viele Jahre vergangen seit den Arbeiten von Freud über die Paranoia und über den Fall Schreber. Viel wurde geredet und geschrieben seit dem fundamentalen Buch von C. G. Jung über die Psychologie der Dementia praecox und viele Jahre sind vergangen, seitdem er einen ersten, allerdings mißglückten Versuch unternommen hat, einen psychotischen Menschen – und das war der bekannte Kollege Gross – zu behandeln. Bis heute wurde noch nicht genügend zur Kenntnis genommen, wie sehr dieser Versuch, mit der analytischen Methode einen psychotischen Menschen zu behandeln, dazu beigetragen hat, daß Jung dann seinen Kurs gewechselt hat. Es brauchte Jahrzehnte, bis endlich die Kenntnis allgemein wurde und sich jedem Psychiater eingeprägt hat, daß die Bizarrerien des Schizophrenen, seine verschlüsselten, seine symbolträchtigen, kryptischen Äußerungen nicht einfach meßbare Folgen eines entgleisten Hirnmetabolismus sind, sondern ernstlich verstehbare Botschaften, Versuche der Bewältigung einer drohenden oder schon eingetretenen Auflösung. Dieses Ernstnehmen des Schizophrenen in seiner existentiellen Dimension gehört m. E. zu den größten Errungenschaften und Fortschritten der Psychiatrie des 20. Jahrhunderts. Und so konnten denn allmählich auch die Widerstände all den Versuchen gegenüber, dem Schizophrenen in psychotherapeutischer Absicht auf seinen verschlungenen Wegen zu folgen, abgebaut werden. Den Älteren tönen noch die Warnungen eines Bleuler und eines Kretschmer in den Ohren «quieta non movere», nicht in der Vergangenheit des Schizophrenen grübeln, sich nur an die sog. gesunden Anteile der Person wenden usw., usw. Das sind ‹tempi passati›. Es sollte aber nicht ausbleiben, daß auf diesem langen Weg zur Anerkennung psychotherapeutischer Bemühungen um den Schizophrenen die Frage immer wieder neu zu beantworten war und zu beantworten ist, was denn dieses therapeutische Vorhaben sei, auf welchen Voraussetzungen die Psychotherapie basiere und welches ihre Methoden seien.

[1] Dieser Beitrag enthielt eine sehr detaillierte Falldarstellung, die aus Gründen des Persönlichkeitsschutzes leider hier nicht wiedergegeben werden kann.

Hans Heimann hat einmal geschrieben: «Der Arzt ist in besonderer Weise aufgerufen, seinen Patienten dazu zu verhelfen, sich der ihnen bietenden Lebenswirklichkeit zu öffnen und neue Wege der Selbstverwirklichung zu beschreiten, also durch Abbau illusionärer Wünsche und Ängste Raum für das Ergreifen der im Patienten und seiner Situation liegenden Möglichkeiten zu schaffen.» Dies scheint eine ausgezeichnete Definition der Psychotherapie und eben auch des therapeutischen Umganges mit Schizophrenen. Und es ist vielleicht kein Zufall, daß er diesen Satz in seiner Abhandlung «Bewußtes und Unbewußtes über Tod und Sterben» (1976) geschrieben hat. Denn auch beim Schizophrenen geht es um ein Sterben, um Tod, um Nichtsein, wie wir noch sehen werden.

Nun gibt es natürlich gewisse Einwände: Es könnte sich doch auch um eine Bewußtseinserweiterung handeln, es könnte um eine höhere Form von Existenzerleben gehen beim Schizophrenen – Es sind Argumente, die zum Teil auch von der Antipsychiatrie verwendet werden. – Daran sollte man nicht glauben. Die schizophrene Existenz ist seit eh und je eine dramatische Verzerrung, ist Unglück und Verlust und eben Nacht – nicht umsonst spricht man ja von Umnachtung – und es geht auch da immer wieder um Leben oder Tod. Bei Shakespeare lesen wir: «Dies Bild des Mordes, reine Phantasie, erschüttert meine innere Welt so mächtig, daß jede Tätigkeit erstickt in Ahnung und nichts ist, als was nicht ist.» Das «es darf nichts sein als das, was nicht ist» erscheint etwas sehr Wesentliches zu sein und man sollte bedenken, daß man von daher viele Perspektiven und viele Hypothesen anschließen könnte, bis hin zu neurophysiologischen Überlegungen, daß etwas nicht angewendet werden darf, über das man eigentlich verfügen würde. Daß es nicht um ein Nichtkönnen, sondern um ein Nichtdürfen geht, usw. Man muß sich aber natürlich hüten, da zu weit zu spekulieren. Ein Sprung von Shakespeare durch die Jahrhunderte – bei Racamier (1982), einem Kollegen, der sein Lebenswerk der Psychotherapie der Schizophrenen gewidmet hat, liest man: «Der Schizophrene hat paradoxe Lösungen für die Beziehung zwischen Objekt und Selbst. Objekt, Subjekt und Beziehung existieren nur, indem sie nicht existieren. Wenn es sie gibt, dann nur, indem es sie nicht gibt. Wenn es sie nicht gibt, gibt es sie. Ein Schizophrener entgeht diesem unentscheidbaren Paradox nicht und steht man ihm gegenüber, so hat man nicht den Eindruck, daß es einen Ausweg gibt. Er muß *nicht* sein, um sein zu können.»

Also auch hier wieder diese Beschreibung der paradoxen Situation. Ein analytischer Autor unserer Zeit, Ogden (1980), hat den schizophrenen Konflikt kürzlich noch etwas anders charakterisiert. Er meint, daß der Schizophrene seine Gedanken und Gefühle als so inkompatibel und so disparat erlebe, daß er notgedrungen gewisse Bedeutungsinhalte verschieben, verändern, verstecken müsse. Und diese aufreibende Arbeit, diese Sisyphus-Arbeit der Abwehr könne zu einer echten Erschöpfung führen, die ausmünde in einen Kampf gegen das Denken und Fühlen überhaupt. Alles ginge dann, alles drehe sich dann für den Schizophrenen darum, kreatives Denken, Sinngebung und Erfassung von Zusammenhängen und Bedeutungen überhaupt auszuschalten, da er sie ja nur als eine endlose Quelle von Unlust und Schmerz erlebt. Mit dem Abtöten der Denkfähigkeit und des Fühlens gewinnt der Kranke Frieden, aber um den Preis eines psychischen Sterbens und Erlöschens. Auch hier wieder kommt man auf dieses Wort von Racamier (1982) zurück: «Nicht sein, um sein zu können.»

Nun, dieser Kampf um rudimentäres, seelisches Überleben spielt sich bei Schizophrenen oft vor dem Hintergrund verzückten Spielens mit grandiosen Phantasien ab. Ein Sichhingeben an die narzißtische Verführung in der Galaxie der Allmachtsgefühle. Benedetti (siehe den Beitrag in diesem Band) hat uns das ja auch immer wieder vor Augen geführt. Der Gegensatz zwischen dem Schizophrenen und dem Therapeuten ist das Grenzenlose, das ihn auszeichnet. Das begrenzte Objekt, sei es nun außerhalb oder in ihm selber, ist ihm Gefahr und Bedrohung, er will es meiden, um nicht ausgeliefert zu sein, und so wird er auch im Therapeuten vorerst nur den Widersacher erkennen, denjenigen, der ihn zurückwerfen, zurückbinden, einschränken, um nicht zu sagen einschmelzen und aufsaugen oder töten will. Patient und Therapeut befinden sich also am Anfang ihrer Begegnung, am Anfang ihrer gemeinsamen Arbeit, in einer Situation gegenseitiger Hilflosigkeit; der Therapeut versteht, versucht den Kranken zu verstehen, will ihn verstehen, kann ihm aber nicht in seiner Galaxie folgen. Der Schizophrene wiederum versteht, was der Therapeut will, oder ahnt es jedenfalls dunkel, aber auch er kann sich ihm nicht annähern. Ganz im Gegenteil, wie Searles (1965) beschrieben hat, kommt es manchmal zum Versuch des Patienten, den therapeutischen Partner in die Verrücktheit hineinzuziehen.

Nun, *vor* dieser ersten Begegnung, vor dem Beginn einer psychotherapeutischen Begegnung mit dem Schizophrenen, standen aber sehr wichtige, mächtige, lebenslängliche Beziehungen im Vordergrund, die zur Familie, zu Vater und Mutter, und hier würde sich natürlich nun wieder ein weites Feld eröffnen, über das man lange sprechen sollte. Man muß es sich jedoch versagen, im einzelnen auf die ungeheuer faszinierenden Erkenntnisse moderner Familienforschung einzugehen, muß aber glauben, daß sie unser Wissen um das gestörte Verhalten des Schizophrenen sehr fruchtbar vermehrt haben, bis hin zu neuartigen familientherapeutischen Ansätzen. Wenn man nach spezifischeren Grundlagen forscht, als es nur die ganz groben und oberflächlichen Variablen, wie eben «broken home» oder eine «distante Mutter» oder so sind, dann müßte man auf ganz feine, aber eben auch statistisch nicht erfaßbare, nicht meßbare Einzelheiten der intrafamiliären Interaktion kommen. Wenn man den Umgang – um doch noch eine kleine Weile bei dem Problem der Familie zu bleiben – des Schizophrenen mit seiner Familie über Jahre zurückverfolgt, findet man vom Erwachsenenalter bis zurück in die Kindheit oft eine entsetzliche, monotone Konstanz der Fehlwahrnehmungen, der Mißverständnisse, der gestörten zwischenmenschlichen Dialektik. In schizophrenen Familien kann über viele Jahre die Situation des Clinch bestehen, ein Begriff, den Stierlin (1979) der Boxersprache entnommen hat. Diese Situation des Clinch muß aber nicht ohne weiteres von außen sichtbar sein, und auch geschulte Psychiater können sich da manchmal täuschen. Es ist kaum je offen die Rede von Unglück oder von Qual, man kennt Pseudo-Idyllen eines geordneten, sog. harmonischen Einvernehmens in diesen Familien; das äußert sich dann auch in den Krankengeschichten. Solange der Schizophrene wie auch die Eltern den Traum der undifferenzierten, grandiosen Selbsttäuschung weiterführen können, kommt es nicht zur Krise, und eine gewisse Stabilität ist garantiert. Man vernimmt dann staunend von Familien, in denen über Jahre erwachsene Söhne und Töchter gelebt haben, als ob eine ödipale Problematik überhaupt nicht existieren würde, von Situationen, wo gegenseitige Blindheit herrscht und jede echte Autonomierung schnellstens unterdrückt worden ist. Zu dieser Problematik der familiären Interaktionen beim Schizophrenen und ihrer Bedeutung auch für die Therapie müßte man noch viel mehr beifügen.

Was erhofft man sich von einer psychotherapeutisch verstandenen Therapie mit dem Schizophrenen? Er sollte durch jede Form der Annäherung und Begegnung – sei es im familientherapeutischen Rahmen, in der analytisch orientierten Einzeltherapie, in der Gruppe usw. – zu einer besseren Kenntnis seiner selbst kommen. (Das ist natürlich eine Banalität, die aber auch beim Schizophrenen gilt.) Man wünscht, daß er zu Einsichten gelange, die ihm vorher verschlossen waren, wobei dies – das muß man sofort beifügen – nicht auf intellektueller Ebene, sondern im Rahmen von emotional korrigierenden Erlebnissen geschehen kann und muß. Nun, was ist das eigentlich: neue Einsichten? Man kann viel von Stanton (1980) lernen, der ein Theodor Lidz gewidmetes Buch über die Grenzen der Selbsterkenntnis geschrieben hat und der nachdrücklich vor Augen führt, daß jede Vorstellung einer kompletten Selbstrepräsentation utopisch sei. «Self-representation is systematically incomplete», so sagt er. Diese Aussage soll uns davor bewahren, unsere Patienten in ihrer Einsichtsfähigkeit zu überschätzen. Die psychotherapeutischen Bemühungen mit Schizophrenen müssen also notgedrungen den Stempel der Bescheidenheit tragen. Sicher scheint das Ziel sowohl der Familientherapie wie auch der individuellen analytischen Therapie eine Erweiterung der Selbstrepräsentation zu sein. Es geht bei beiden Methoden um Einsicht und auch um Wandlung durch das korrigierende Erlebnis, wobei Unterschiede in der Art der Begegnung natürlich sehr groß sind. Man sollte aber nicht Familientherapie gegen individuelle, analytisch orientierte Psychotherapie mit dem Schizophrenen ausspielen. Natürlich sind die Erlebnisebenen des Schizophrenen im einen oder im anderen Fall verschieden, aber es wäre falsch, wenn man, dem heutigen Modetrend folgend, beispielsweise konsequent darauf verzichten würde, in bestimmten Fällen eine auf analytischen Grundlagen beruhende individuelle Psychotherapie über lange Frist durchzuführen. Man sollte dafür weiterhin eintreten, und zwar aus folgendem Grund: In der Zweisamkeit mit dem Therapeuten, in dem langdauernden, einsamen Ringen um neue Formen der Identität, liegt ein Potential, das die systemtheoretisch fundierte Arbeit mit der Familie nicht im selben Maß aufweist. Die Einmaligkeit und Unwiederholbarkeit der Zweierbeziehung in der Begegnung mit dem Schizophrenen ist nach wie vor von großer Wichtigkeit. Einmal im Leben, in der Person des Therapeuten, einem Menschen begegnen, der die versteinerten Klischees außer Kraft setzt, der einen Austausch in einer neuen, bisher nie erlebten Offenheit ermöglicht, der ausharrt und treu ist, ohne Parteigänger eines Familienmythos zu sein: diese Chance darf man dem Schizophrenen nicht rauben. Das Anliegen sollte sein: Familientherapie *und* analytische Einzeltherapie sind beides gangbare Wege, und man muß sich heute und in Zukunft für beide offen halten. Es geht um Inhalte, die eben nicht meßbar sind und die man nie mit statistischen Methoden in den Griff bekommen wird. Die ganzen modernen Ansätze zur besseren wissenschaftlichen Erfassung der psychotherapeutischen Modalitäten werden nicht sehr weit führen. Die entsprechenden Versuche, mehr über jene Hintergründe des Erlebens der Schizophrenen zu erfahren, die schließlich bis zur akuten Symptomatik führen, werden nahezu unüberwindliche statistische Schwierigkeiten bereiten. Mit naturwissenschaftlichen Methoden wird man diese niemals in den Griff bekommen können.

Literatur

Freud, S.: Psychoanalytische Bemerkungen über einen autobiographisch beschriebenen Fall von Paranoia (Dementia paranoides). In: Freud, S.: Gesammelte Werke, Bd. 8. London: Imago Publ. 1943

Heimann, H.: Bewußtes und Unbewußtes über Tod und Sterben. In: J. Schwardtländer (Hrsg.): Der Mensch und sein Tod. Göttingen: Vandenhoeck & Ruprecht 1976

Jung, C. G.: Über die Psychologie der Dementia praecox: ein Versuch. In: Jung, C. G.: Gesammelte Werke, Bd. 3: Psychogenese der Geisteskrankheiten. Zürich, Stuttgart: Rascher 1968
Ogden, T. H.: On the nature of schizophrenic conflict. Int. J. Psycho-Anal. 61 (513–533) 1980
Racamier, P. C.: Die Schizophrenen: eine psychoanalyt. Interpretation. Berlin, Heidelberg, New York: Springer 1982
Searles, H. F.: Der psychoanalytische Beitrag zur Schizophrenieforschung. München: Kindler 1965
Stanton, A. H.: Insight and self-observation: their role in the analysis of the etiology of illness. In: Psychotherapy of Schizophrenia. (J. S. Strauss, M. Bowers, T. W. Downey, S. Fleck, S. Jackson, I. Levine). New York: Plenum Medical Book Company, 1980. P. 131–144
Stierlin, H.: Status der Gegenseitigkeit: die fünfte Perspektive des Heidelberger familiendynamischen Konzeptes. Familiendynamik 4 (106–116) 1979

Diskussion

Der Frage, ob es möglich sei, das Ahedonie-Problem bei der Schizophrenie außer auf der emotionalen und antriebsmäßigen Ebene auch auf der kognitiven Ebene zu sehen (Heimann, Tübingen), stimmt Ch. Müller zu. Ausdrücklich nimmt er an, daß ein pathologisches Lernen auch bei Schizophrenen vorliegen könne.

Auf die Frage nach der Indikation für Psychotherapie bei Schizophrenen (Biniek, Tübingen) meint Ch. Müller, daß es nicht möglich sei, allgemeine Regeln aufzustellen. Er betont, daß eine therapeutische Beziehung nur dann aufgenommen werden könne, wenn sich der Therapeut von vornherein darüber klar sei, daß dies eine Beziehung über viele Jahre hinweg sein müsse. Auf die Frage, ob es möglich sei, hierfür individuelle Regeln zu entwickeln (Helmchen, Berlin), sieht Ch. Müller nur sehr vage Möglichkeiten. Er glaubt allenfalls an die Erfassung pathologischer Interaktionen in der Familie als zukünftige Forschungsstrategien.

Die grundsätzlich unterschiedlichen Ansatzpunkte der kausalen Forschung und der therapeutischen Forschung wurden in einem ausführlichen Beitrag betont (Ploog, München). Dieser unterstrich ausdrücklich, daß er die Ansatzpunkte der kausalen Forschung ganz unabhängig von den Möglichkeiten therapeutischer Annäherung sehe. Er wies darauf hin, daß der Einstieg in das Erleben eines schizophrenen Patienten auf gar keinen Fall irgendwelche kausalen Beziehungen im Sinne einer naturwissenschaftlichen Erklärung bringen könne. Hieran anschließend fragt er nach der Trennung von Patienten nach einer langjährigen therapeutischen Beziehung. Hierzu merkt Ch. Müller an, daß eine solche Trennung auch immer mit Trauerarbeit für den Therapeuten verbunden sei.

Die Wichtigkeit einer Indikationsstellung für medikamentöse Behandlung bzw. für psychotherapeutische Hilfe bei schizophren Erkrankten wurde in einem weiteren Votum betont (Häfner, Mannheim). Bezüglich der Wirksamkeit psychotherapeutischer Maßnahmen bei schizophrenen Patienten weist er darauf hin, daß es eine allgemeine Grundlage sei, affektive Spannungen zu reduzieren und kritische Bemerkungen innerhalb der Familie zu verringern, soweit dies möglich sei. In einem kleinen Bereich sei es möglich, die «Dysfunktionen» bei chronisch schizophrenen Patienten durch bestimmte verhaltenstherapeutische Techniken anzugehen.

Die Frage, ob schizophrene Symptome in einzelnen Fällen auch verstanden werden könnten als Fehlentwicklungen, innerhalb derer falsch gelaufene Objektbeziehungen eine wichtige Rolle gespielt haben (Henseler, Tübingen), wird von Ch. Müller bestätigt.

Hat die moderne Schizophreniebehandlung Folgen für das Schicksal der Kranken und für das Schicksal ihrer Versorgungseinrichtungen?

H. Häfner, W. an der Heiden, J. Klug, M. Pfeifer-Kurda

Einleitung

Die schizophrenen Erkrankungen sind seit ihrer ersten umfassenden Beschreibung durch E. Kraepelin (1893) und E. Bleuler (1911) als Krankheitsgruppe bekannt, die einen hohen Anteil chronischer Verläufe oder überdauernder psychischer Behinderungen aufweist (G. Huber et al., 1980, M. Bleuler, 1972, M. T. Tsuang, 1979). Sie beanspruchten früher den größten Teil der stationären psychiatrischen Versorgung (bis 80% der Betten in den Landeskrankenhäusern). Im Gefolge der Einführung der Neuroleptika und des Aufbaus komplementärer Einrichtungen hat sich, wie vor allem die Fallregisterstudien von J. K. Wing & A. M. Hailey (1972), J. K. Wing & T. Fryers (1976) und H. Häfner & J. Klug (1982) zeigten, die Versorgungsstruktur, aber auch das Schicksal dieser Kranken verändert.

G. W. Brown (1960) hat acht Studien über die Entlassungsraten Schizophrener 1 bis 5 Jahre nach ihrer Erstaufnahme zusammengestellt, die zwischen 1900 und 1950 durchgeführt worden waren. Die entsprechenden Mannheimer Daten für die Fünfjahresperiode von 1973 bis 1978 sind in der Graphik (Abb. 1) eingetragen. Das Ausmaß der Veränderungen seit Anfang des Jahrhunderts ist eindrucksvoll:

Der Anteil Schizophrener, der nach Erstaufnahme länger als 1 Jahr im Krankenhaus bleibt, ist von rund 70% auf etwa 7% – bezogen auf Ersterkrankungen (stationäre und ambulante Erstaufnahmen) inzwischen sogar auf etwa 3–4% – abgesunken.

Seit 1969 ist in der ca. 310 000 Einwohner zählenden Industriestadt Mannheim ein integrierter gemeindenaher psychiatrischer Dienst schrittweise aufgebaut worden. Komplementäre Einrichtungen wurden dem Bedarf entsprechend schrittweise in Betrieb genommen. Am 1. 1. 1982 standen drei Heime mit insgesamt 89 Plätzen (ein viertes mit 20 Plätzen wird 1983 eröffnet werden), 21 betreute Apartements und 4 Wohngruppen mit 27 Plätzen, also insgesamt 137 beschützte Wohnplätze für psychisch Kranke zur Verfügung. Die ambulante Vor- und Nachsorge und der Krisen-

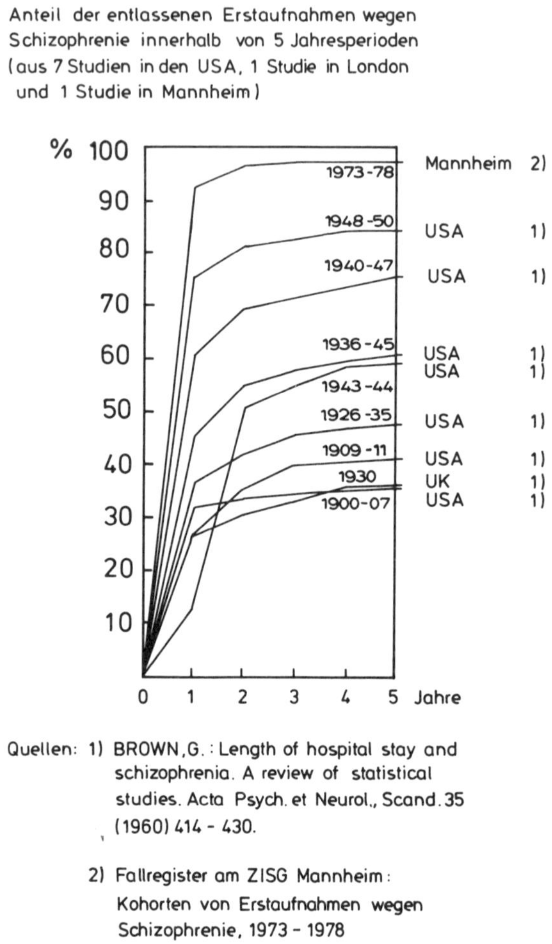

Abb. 1: Anteil der entlassenen Erstaufnahmen wegen Schizophrenie innerhalb von 5 Jahresperioden (aus 7 Studien in den USA, 1 Studie in London und 1 Studie in Mannheim).

Quellen:

1. Brown, G.: Length of hospital stay and schizophrenia. A review of statistical studies. Acta Psych. et Neurol., Scand. 35 (1960) 414–430.
2. Fallregister am ZISG Mannheim: Kohorten von Erstaufnahmen wegen Schizophrenie, 1973–1978.

und Notfalldienst konnten, ebenso wie das Bettenangebot, dem Bedarf flexibel folgen. Wir haben an anderer Stelle (H. Häfner & J. Klug, 1981) über die Entwicklung der Inanspruchnahme auf verschiedenen Versorgungsebenen während der Implementationsphase des Zentralinstituts für Seelische Gesundheit berichtet.

Fragestellung

Zwei Fragenkomplexe stehen zur Diskussion:

1. Welche Auswirkungen hat ein umfassendes, gemeindenahes psychiatrisches Versorgungssystem auf die Versorgung der chronisch Schizophrenen auf den drei wichtigsten Versorgungsebenen:

1.1 Betten im psychiatrischen Krankenhaus

1.2 Plätze in komplementären Einrichtungen für psychisch Kranke (Heime, Wohngruppen etc.)

1.3 Inanspruchnahme ambulanter Nachsorgedienste.

Welcher Versorgungsaufwand ist besonders für die entlassenen bzw. nicht mehr langfristig hospitalisierten chronisch Schizophrenen in der Gemeinde erforderlich?

2. Welche Auswirkungen hat ein solches Versorgungssystem auf das Schicksal dieser Kranken in bezug auf Unterbringung, Behandlung und Verlauf?

Wir gehen dabei von der Annahme aus, daß das flexible Angebot an Versorgungsalternativen eine spontane, vorwiegend durch die derzeitigen therapeutischen Möglichkeiten bestimmte Entwicklung zuläßt. Systemfremde Eingriffe wie gesetzliche Regelungen (beispielsweise in Italien 1978) oder drastische Sparmaßnahmen (beispielsweise in New York 1972) erfolgten in der Beobachtungsphase nicht.

Hypothesen

Im Rahmen der Fragestellung werden wir folgende Hypothesen prüfen:

1. Die Zahl der neuen langfristig hospitalisierungsbedürftigen Schizophrenen wächst in psychiatrisch beratenen Heimen stärker an als in psychiatrischen Krankenhäusern.
2. Eine intensivere extramurale Versorgung vermindert die Wiederaufnahmerate.
3. Krankheitsvorgeschichte und soziale Charakteristika sind Prädiktoren des Verlaufs bzw. der Wiederaufnahmehäufigkeit.

Material und Methode

Die Untersuchung besteht aus zwei Schritten:

1. einer Analyse der Inanspruchnahmedaten in der Zeit vom 1. 1. 1974 bis 31. 12. 1979 aus dem Psychiatrischen Fallregister am Zentralinstitut für Seelische Gesundheit. Dieses Register umfaßt alle Kontakte von Einwohnern der Stadt Mannheim mit insgesamt 26 psychiatrischen Einrichtungen, davon 4 von 7[1] niedergelassenen Nervenärzten. Eine Ausnahme bildet die Analyse der Versorgung chronisch Schizophrener im stationären und komplementären Bereich – hier sind die Daten, nach Abschluß des Manuskriptes, bis 31. 12. 80 eingearbeitet worden, um die Aktualität einer Bedarfsschätzung auf diesem Gebiet zu erhalten.
2. der Kohortenstudie an allen vom 1. 10. 1977 bis 30. 9. 1978 in psychiatrischen Krankenhäusern aufgenommenen Mannheimern mit der Diagnose Schizophrenie.

Ergebnisse

Auch unter Bedingungen eines extensiven gemeindepsychiatrischen Dienstes wachsen, wie R. V. Magnus (1967), A. M. Hailey (1974), J. K. Wing & T. Fryers (1976), J. Howat (1979), J. A. Talbot (1979), I. E. Babiker (1980), H. Häfner & J. Klug (1982) und E. Torre et al. (1982) etc. übereinstimmend zeigten, kontinuierlich neue «long-stay»-Patienten zu. Ein Kohortenvergleich zwischen 222 bis zum 30. 5. 1973 mindestens 1 Jahr stationär behandelten Mannheimern, den sogenannten «alten», und 99 seit diesem Termin bis zum 31. 12. 1977 akkumulierten, den sogenannten «neuen» Langzeitpatienten, ergab signifikante Unterschiede:

Die unter den Bedingungen eines gemeindepsychiatrischen Dienstes einer mehr als einjährigen Krankenhausbehandlung Bedürftigen sind, verglichen zum Zeitpunkt ihrer Aufnahme für den langfristigen Aufenthalt, signifikant älter und häufiger vorbehandelt als die «alten» chronischen Fälle.

Die Diagnosenverteilung läßt erkennen, daß Schizophrene immer noch die stärkste Gruppe der langfristig Unterzubringenden stellen, obwohl sie von 53% auf nunmehr 35% stark zurückgegangen sind. Hinsichtlich dieser Diagnosenverteilung und anderer Charakteristika der Langzeitpatienten, insbesondere Personenstand und Beschäftigungsverhältnis, bestehen Ähn-

[1] Die Zahl der niedergelassenen Nervenärzte hat sich inzwischen (1982) auf 12 vergrößert.

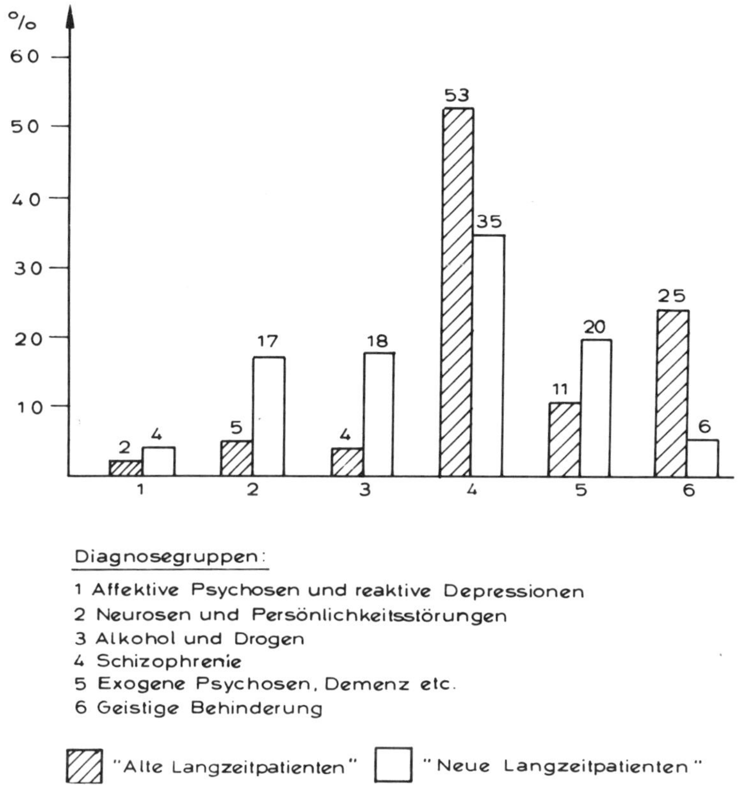

Abb. 2: «Alte» und «neue» long-stay-Patienten. Verteilung auf 6 Diagnosegruppen.

Quelle: H. Häfner und W. an der Heiden: The impact of a changing system of care on patterns of utilization by schizophrenics. Social Psychiatry 18 (1983) 153–160.

lichkeiten der Untersuchungsgruppe mit den von S. Mann & W. Cree (1975), J. K. Wing (1978), A. Weeke et al. (1979) und I. E. Babiker (1980) beschriebenen Befunden (vgl. auch H. Häfner & J. Klug, 1980, 1982).

Institutionalisierte Fälle bzw. Episoden unter der Diagnose Schizophrenie, 1974–1979

Die Gesamtzahl aller in Krankenhäusern und psychiatrischen Heimen behandelter Schizophrener mit Wohnort in Mannheim spiegelt zunächst die beachtliche Versorgungslast wider, die ein psychiatrisches Versorgungssystem immer noch an dieser zur Chronifizierung disponierenden Krankheitsgruppe zu tragen hat. Der Anstieg der Behandlungsepisoden um ca.

Jahre	1974	1975	1976	1977	1978	1979
Fälle	350	334	381	408	422	415
Episoden	406	388	445	481	522	533
Episoden / Fall-Quotient	1.16	1.16	1.17	1.18	1.24	1.28

Abb. 3: Fälle/Episoden (ICD 295) von 1974 bis 1979 in stationären Einrichtungen und Heimen.

Quelle: H. Häfner und W. an der Heiden: The impact of a changing system of care on patterns of utilization by schizophrenics. Social Psychiatry 18 (1983) 153–160.

30% und des Episoden/Fall-Quotienten von 1,16 auf 1,28 macht deutlich, daß die Wiederaufnahmehäufigkeit über die Beobachtungszeit hinweg kontinuierlich zugenommen hat. Dies geht in erster Linie auf die Abnahme langfristiger Krankenhausaufenthalte zurück. Der leichte Anstieg der Fallzahlen bei stabilen Erstaufnahmeraten ist durch die Zunahme der in komplementären Einrichtungen verbleibenden bzw. in psychiatrische Behandlung zurückkehrenden entlassenen Kranken zu erklären. Dies ist ein Hinweis auf ein dichter werdendes Versorgungsnetz.

Entwicklung der Verweildauern

Die Verweildauern der noch in psychiatrischen Krankenhäusern behandelten Schizophrenen nehmen dementsprechend deutlich ab.

Vor allem die innerhalb eines Monats nach Krankenhausaufnahme entlassenen Schizophrenen wachsen von 40 = 23% der 1974 behandelten Fälle auf 91 = 34% der 1979 behandelten Fälle. Darin kommt der wachsende Anteil kurzfristiger Behandlungen bei Rückfällen oder Krisen der in der Gemeinde lebenden chronisch Kranken zum Ausdruck.

Entwicklung der langfristig Untergebrachten in Krankenhäusern und Heimen 1974–1979

Nimmt man Krankenhaus- und Heimbetten zusammen, so ist, wie Abb. 5 erkennen läßt, ein geringfügiger Anstieg um rund 10% festzustellen. Er ist das Ergebnis einer deutlichen Zunahme der in komplementären Einrichtungen Untergebrachten um mehr als ein Drittel und eines leichten Rückgangs der in psychiatrischen Krankenhäusern untergebrachten Kranken um gut 10%. Dieser Trend scheint noch anzuhalten.

Verweildauer in Monaten	1974	1975	1976	1977	1978	1979
0 - 1	**38** [1] (23,3%)	**42** (24,3%)	**70** (31,1%)	**90** (35,9%)	**87** (32,1%)	**91** (33,5%)
2 - 11	**121** (74,2%)	**122** (70,5%)	**146** (64,9%)	**155** (61,8%)	**178** (65,7%)	**180** (66,2%)
12 und mehr	**4** (2,5%)	**9** (5,2%)	**9** (4,0%)	**6** (2,4%)	**6** (2,2%)	**1** (0,4%)
	163	173	225	251	271	272

1) absolute Häufigkeiten in den einzelnen Verweildauerklassen; in Klammer prozentualer Anteil an den Jahresaufnahmezahlen

Abb. 4: Entwicklung der Verweildauern Schizophrener im Psychiatrischen Krankenhaus 1974–1979 (Behandlungsepisoden).

Quelle: H. Häfner und W. an der Heiden: The impact of a changing system of care on patterns of utilization by schizophrenics. Social Psychiatry 18 (1983) 153–160.

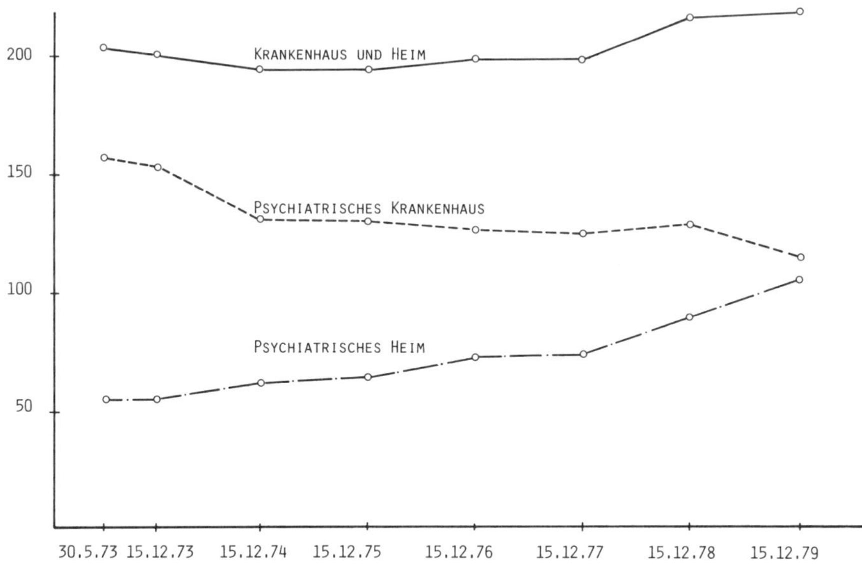

Abb. 5: Stichtagsprävalenzen bei Patienten mit der Diagnose Schizophrenie (ICD 295) in Psychiatrischen Krankenhäusern und Psychiatrischen Heimen von 1974–1979.

Quelle: H. Häfner und W. an der Heiden: The impact of a changing system of care on patterns of utilization by schizophrenics. Social Psychiatry 18 (1983) 153–160.

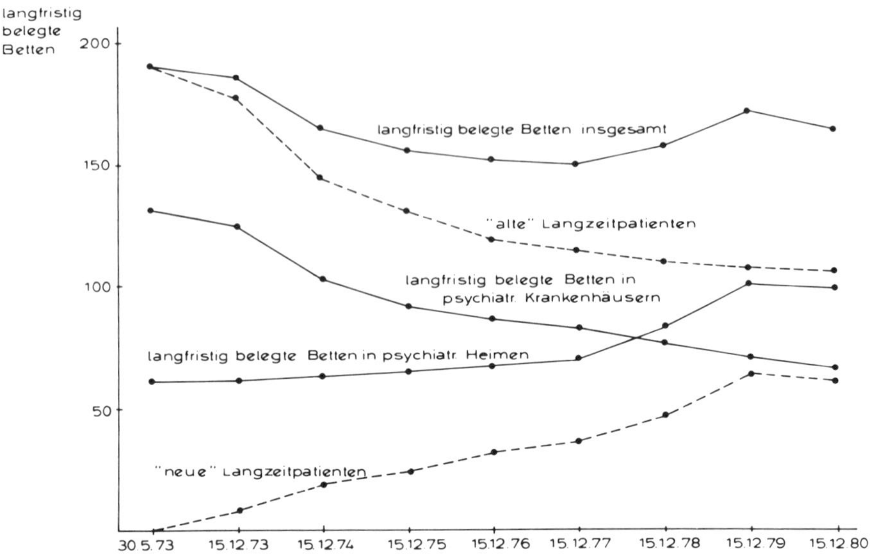

Abb. 6: Entwicklung der alten und neuen Lanzgzeitpatienten (Verweildauer über 1 Jahr) mit der Diagnose Schizophrenie zwischen 1973 und 1979.

Quelle: H. Häfner und W. an der Heiden: The impact of a changing system of care on patterns of utilization by schizophrenics. Social Psychiatry 18 (1983) 153–160.

Der Anteil der langfristig (> 1 a) Untergebrachten an der Gesamtzahl (ca. 200–220) der in psychiatrischen Krankenhäusern oder Heimen behandelten Schizophrenen hat sich von 85% (n = 164) auf 68% (n = 148) verringert.

Im Vergleich mit den alten, langfristig Untergebrachten (Stichtag 30. 5. 1973), die deutlich, wenn auch zunehmend langsamer abgenommen haben, hat die Ansammlung der neuen «long-stay»-Patienten über 7½ Jahre kontinuierlich bis auf ca. 60 zum 31. 12. 1980 zugenommen. Die Gesamtzahl der über 1 Jahr in Krankenhäusern und Heimen untergebrachten chronisch Schizophrenen hat sich, mit Schwankungen zwischen 150 und 200 eingependelt. Das entspricht einem Bettenbedarf von etwa 0,60 ± 0,10/1000 der Bevölkerung über 14 Jahre oder von ca. 0,55 ± 0,08/1000 der Gesamtbevölkerung für diese Gruppe von Kranken.

Aufschlußreich ist das überproportionale Anwachsen der langfristig in Heimen untergebrachten Schizophrenen. Sie sind in 6 Jahren von knapp 40% auf knapp 60% angestiegen. Der Zuwachs der neuen langfristig Untergebrachten ist in den Heimen von 7 in 1974 auf 30 in 1979 angestiegen; in Krankenhäusern ist er auf 11 in 1979 gesunken. Damit ist der jährliche Aufnahmeanteil in die Gruppe der neuen «long-stay»-Patienten in den Heimen bis 1979 auf nahezu 75% angewachsen, während er in den psychiatrischen Krankenhäusern auf fast 25% der Jahresaufnahmen abgesunken ist.

Darin kommt eine Verlagerung des Schwergewichts der Versorgung institutionalisierungsbedürftiger Schizophrener vom psychiatrischen Krankenhaus in die Gemeinde bzw. in das psychiatrische Heim zum Ausdruck. Es scheint, daß künftig nur noch 25% der langfristig institutionalisierungsbedürftigen Schizophrenen eines psychiatrischen Krankenhauses bedürfen. Die Mehrzahl kann unter günstigen Versorgungsbedingungen in Heimen und Wohngruppen innerhalb der Gemeinde leben. Für die Organisation des psychiatrischen Dienstes und das Ausmaß des Versorgungsbedarfs hat dies einschneidende Folgen, denen wir anhand unserer Kohortenstudie weiter nachgegangen sind.

Um die Veränderungen im extramuralen Bereich der Versorgung und zugleich Einflußgrößen und Folgen für das Schicksal der Kranken fallbezogen untersuchen zu können, wurde das Inanspruchnahmeverhalten einer Gruppe von 148 schizophrenen Patienten prospektiv über den Zeitraum von 18 Monaten hinweg studiert. Die Untersuchungsgruppe besteht aus 148 Einwohnern Mannheims, die innerhalb eines Jahres (1. 10. 1977 – 30. 9. 1978) unter der Diagnose Schizophrenie in ein psychiatrisches Krankenhaus aufgenommen worden waren[2]. Mit Hilfe eines zu diesem Zweck entwickelten Dokumentationssystems (W. an der Heiden & J. Klug, 1980) lassen sich genauere Aussagen über Krankheitskarrieren im Netzwerk stationärer, ambulanter und komplementärer Dienste machen.

Nach einer durchschnittlichen Verweildauer von 91 Tagen wurden die Patienten aus der stationären Behandlung, die zur Aufnahme in die Stichprobe führte, entlassen. Für 68 von 148 Patienten blieb dies der einzige stationäre Aufenthalt während des Beobachtungszeitraums. 80 Patienten (= 54%) mußten mindestens ein zweites Mal stationär versorgt werden, wobei das Maximum bei 7 Aufenthalten innerhalb von 18 Monaten lag. Als bedeutsamster Prädiktor für die Anzahl der stationären Wiederaufnahmen erwies sich der bisherige Krankheitsverlauf: Je mehr stationäre Behandlungen vorangingen, um so häufiger erfolgen die Wiederaufnahmen.

---

[2] Von den insgesamt 195 in diesem Zeitraum unter der Diagnose Schizophrenie aufgenommenen Einwohnern Mannheims konnten 148 über den gesamten Beobachtungszeitraum hinweg untersucht werden. 47 waren wegen Tod, Umzug oder Verweigerung der Untersuchung nicht mehr oder nicht zu allen Untersuchungsterminen erreichbar. Die Aufnahmen waren in eines der drei psychiatrischen Krankenhäuser erfolgt, die an der Versorgung von psychisch Kranken in Mannheim teilhaben: Zentralinstitut für Seelische Gesundheit, Psychiatrisches Landeskrankenhaus Wiesloch, Psychiatrische Universitätsklinik Heidelberg.

Wir danken den Direktoren Prof. Dr. Janzarik (Psychiatrische Universitätsklink Heidelberg), Dr. Gebhardt und Dr. Middelhoff (Psychiatrisches Landeskrankenhaus Wiesloch) für ihre Unterstützung bei der Durchführung dieser Kohortenstudie.

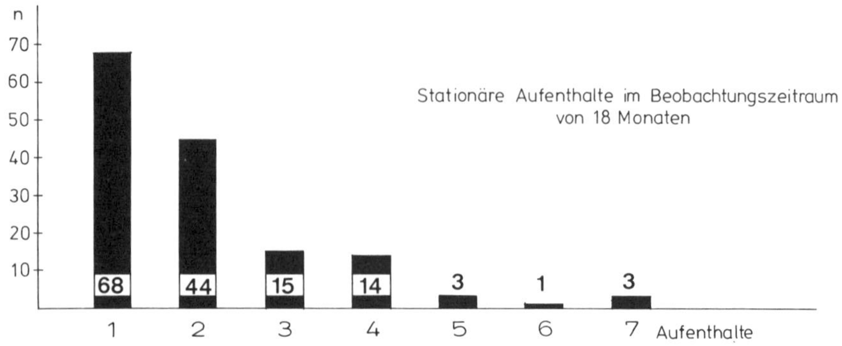

Durchschnittliche Verweildauer in stationärer Behandlung	91 Tage
Durchschnittliches Intervall von Entlassung bis Wiederaufnahme	170 Tage
Durchschnittliche Gesamtverweil-dauer im Psychiatrischen Kranken-haus pro Patient in 18 Monaten	144 Tage

Abb. 7: Statistik zur stationären Versorgung.

Quelle: H. Häfner und W. an der Heiden: The impact of a changing system of care on patterns of utilization by schizophrenics. Social Psychiatry 18 (1983) 153–160.

Bei den Patienten mit mehreren stationären Aufnahmen im Beobachtungszeitraum betrug das Interval bis zur Wiederaufnahme durchschnittlich 170 Tage.

Abbildung 8 vermittelt in vergleichbaren Raten (Pflegetage je 100 Patienten/Jahr bzw. Kontakte je 100 Patienten/Jahr) ein Bild der Inanspruchnahme stationärer, ambulanter und komplementärer Dienste. Die geringe Anzahl von nur 6 Patienten der Tages-/Nachtklinik ist in erster Linie dadurch bedingt, daß die einzige Klinik dieser Art für Mannheimer Patienten bis 1983 im 20 km entfernten Heidelberg gelegen war.

38 Patienten lebten nach der Krankenhausentlassung überwiegend in Übergangs- oder Dauerwohnheimen, wobei 5 dieser Patienten im Beobachtungszeitraum erstmals in ein Heim aufgenommen wurden.

36 der Patienten wurden in einer der beiden beschützten Werkstätten Mannheims versorgt. Dies sind 27% der insgesamt 126 Patienten, die angeben, in keinem Arbeitsverhältnis zu stehen. Was die ärztliche Betreuung anbetrifft, so wird hier auf eindrucksvolle Weise der reibungslose Übergang vom stationären Aufenthalt zur ambulanten Nachsorge deutlich. 136 der aus dem Krankenhaus entlassenen Schizophrenen suchen in der außerstationären Zeit aktiv einen Arzt auf. Die meisten (90%) hatten sich in fachärztlich-psychiatrische Behandlung bei einem niedergelassenen Nervenarzt oder in die Ambulanz des ZISG begeben. Von den verbleibenden

Institution	n (Patienten)	durchschnittliche Rate pro 100 Patienten und Jahr [1]
Psychiatrisches Krankenhaus	148	9 270 Tage
Tages-/Nacht-klinik	6	284 Tage
Heim	38	4 700 Tage
beschützende Werkstatt	36	2 560 Tage
Psychiatrische Ambulanz	136	485 Kontakte
Psychiater/Nervenarzt		915 Kontakte
andere Ärzte		460 Kontakte
Sonstiges (Patientenclub u.ä)	67	245 Kontakte

Abb. 8: Raten der intra- und extramuralen Versorgung.

Quelle: H. Häfner und W. an der Heiden: The impact of a changing system of care on patterns of utilization by schizophrenics. Social Psychiatry 18 (1983) 153–160.

1. Bei der Berechnung der Raten wurde die Gesamtzahl der 148 Patienten zugrunde gelegt.

12 Patienten konnten 3 während der 18 Monate nicht entlassen werden, 5 lebten im Heim und wurden konsiliarisch ärztlich betreut. Nur 4 Patienten hatten in der Beobachtungszeit keinerlei Kontakt zu einem Arzt. Die Dichte des Nachsorgenetzes und die Motivation der Kranken, die gebotene Behandlung anzunehmen, lassen sich kaum eindrucksvoller demonstrieren.

Denkt man daran, daß ein Bundesland (Nordrhein-Westfalen) einen gesetzlichen Zwang zur Nachsorge bei psychisch Kranken eingeführt hat, dann fragt sich, ob dies bei guten Versorgungsangeboten nicht überflüssig ist oder sogar zur Verschlechterung der Inanspruchnahme durch Schwächung der Motivation von Kranken beiträgt. Eine Verbesserung der ärztlichen Nachsorge über den in Mannheim auf freiwilliger Basis erreichten

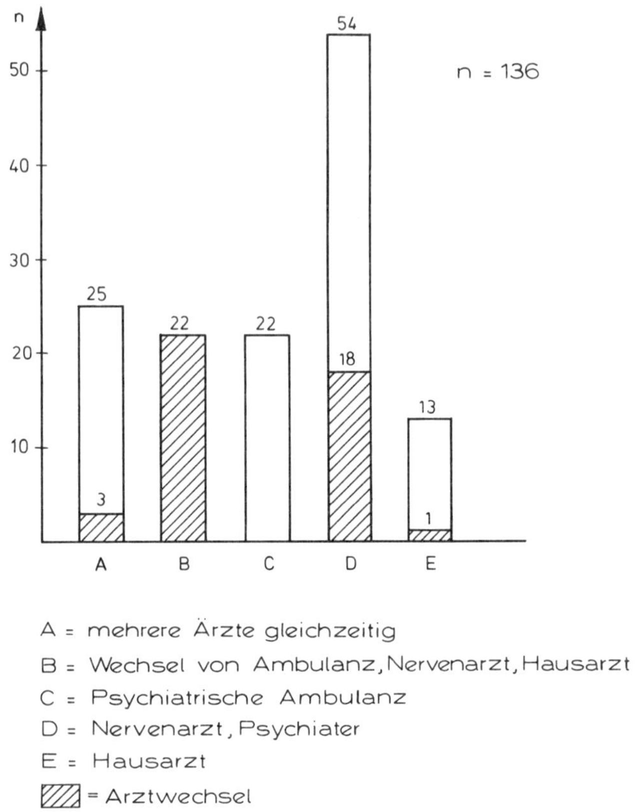

Abb. 9: Die ärztliche Versorgung schizophrener Patienten aus Mannheim außerhalb des Krankenhauses.

Quelle: H. Häfner und W. an der Heiden: The impact of a changing system of care on patterns of utilization by schizophrenics. Social Psychiatry 18 (1983) 153–160.

Ausschöpfungsgrad hinaus ist jedenfalls durch Gesetze kaum mehr zu erreichen.

Aufmerksamkeit verdient der Umstand, daß immerhin 25 Patienten über einen Zeitraum von mindestens 3 Monaten mehrere Ärzte nebeneinander aufsuchen. Darin schlägt sich zum einen die Organisation des Gesundheitswesens in der Bundesrepublik nieder: Sozialversicherte Patienten müssen erst einen Allgemeinarzt aufsuchen, der zu entscheiden hat, ob sie einer fachärztlichen Behandlung bedürfen. Ein Teil der Patienten nimmt jedoch die Behandlung durch Hausarzt und Facharzt über längere Zeiträume hinweg tatsächlich parallel in Anspruch, was im Hinblick auf Kosten und Compliance problematisch erscheint.

Rund 30% der Patienten wechseln mindestens einmal im Verlauf der 18 Monate den Arzt und unterbrechen damit die Kontinuität ärztlicher Nachsorge. Diese Zahl, hinter der die Schwierigkeiten Schizophrener in der Entwicklung vertrauensvoller Beziehungen stehen, ist als hoch anzusehen (vgl. D. Tantam & G. Klerman, 1979).

Aus dem zuletzt Gesagten wurde bereits deutlich, daß sich die extramurale Versorgung häufig nicht auf die Inanspruchnahme einer einzelnen Institution beschränkt. Sehr häufig werden mehrere, im Extremfall bis zu 5 Institutionen gleichzeitig aufgesucht. Bei den weitaus meisten Mehrfachinanspruchnahmen handelt es sich um eine Kombination von Arztbesuchen mit Heimunterbringung, Besuch einer beschützenden Werkstatt oder/und eines Patientenklubs. Darin schlägt sich ein durchaus sinnvolles, wenn auch sehr aufwendiges Rehabilitationsangebot für chronisch Schizophrene in der Gemeinde nieder, das abhängig von den jeweiligen Bedürfnissen, die Ebenen Behandlung, Wohnen, Arbeit und Freizeit umfaßt.

Die flexible Anpassung des sozialen und medizinischen Versorgungsnetzes an die mit ungünstigem Krankheitsverlauf wachsenden Bedürfnisse wird daran sichtbar, daß mit zunehmender Krankheitsdauer, gemessen an der Anzahl stationärer Aufenthalte vor Aufnahme in die Stichprobe, die Hilfen in der Gemeinde immer umfangreicher in Anspruch genommen werden. Allerdings gilt dies nicht für alle Patienten in gleichem Maße. Bei genauerer Analyse zeigt sich, daß Frauen, trotz vergleichbarer Krankheitskarriere und gleicher Anzahl stationärer Aufenthalte überzufällig häufiger unversorgt sind oder zumindest weniger Dienste aufsuchen als Männer. Möglicherweise ist dies ein Hinweis dafür, daß viele Frauen aufgrund der Mehrfachbelastung durch Familie, Haushalt und Beruf nicht alle erforderlichen Angebote konsequent nutzen können.

Eine umfassende gemeindenahe Versorgung Schizophrener soll langfristigen Krankenhausaufenthalten vorbeugen (E. S. Byers et al., 1978) und den chronisch Kranken und Behinderten die Chance eröffnen, soweit als möglich an ihrer natürlichen Umgebung weiter teilzuhaben. Tatsächlich scheint sich das dichte Netz der extramuralen Versorgungsangebote in Mannheim auch in diesem Sinne auszuwirken.

Teilt man die Kohorte nach der Intensität der Inanspruchnahme in 3 Gruppen ein, so läßt sich für jede dieser Gruppen die Wahrscheinlichkeit bestimmen, außerhalb der stationären Versorgung zu verbleiben. Analysegegenstand ist dabei das Zeitintervall von der Entlassung aus einer stationären Behandlung bis zur erneuten Wiederaufnahme.

Für die Gruppe mit der intensivsten Inanspruchnahme beträgt die kumulative Wahrscheinlichkeit, nach einem Jahr noch nicht wieder rehospitalisiert zu sein, $p = .30$. Für die Gruppe mit mittlerer Inanspruchnahme

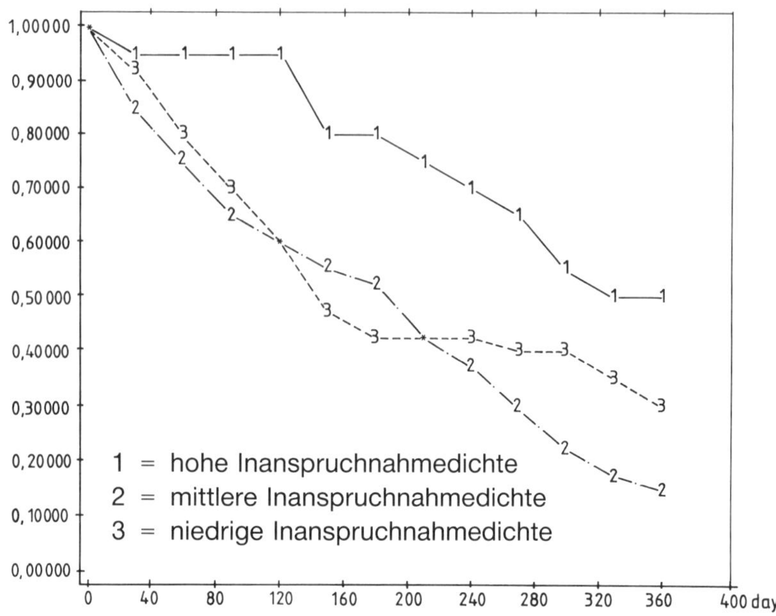

Abb. 10: Der Einfluß komplementärer Versorgung auf die Wahrscheinlichkeit der Wiederaufnahme Schizophrener.

Quelle: H. Häfner und W. an der Heiden: The impact of a changing system of care on patterns of utilization by schizophrenics. Social Psychiatry 18 (1983) 153–160.

ist diese Wahrscheinlichkeit beträchtlich reduziert. Sie beträgt nur noch p = .14. Die dritte Gruppe (1) ist nicht direkt vergleichbar, denn sie enthält überwiegend Patienten mit relativ kurzer Krankheitsdauer und damit guter Prognose. Man kann daraus folgern, daß bei vergleichbarer Krankheitsvorgeschichte die extensive Nutzung extramuraler Versorgungsangebote die Wahrscheinlichkeit der Wiederaufnahme in das psychiatrische Krankenhaus vermindert.

Das Patientenverhalten im Zeitverlauf kann als ein dynamischer Prozeß verstanden werden, der in den Wanderungsbewegungen zwischen den einzelnen Versorgungszuständen seinen Niederschlag findet.

Zur Veranschaulichung dieses Prozesses kann man die Möglichkeiten der Inanspruchnahme nach ihrer Intensität in folgende Klassen aufteilen:

- stationäre Behandlung
- extramurale Nachsorge
- keine Nachsorge.

Dadurch läßt sich der Patientenstrom in einem übersichtlichen Fließdiagramm abbilden:

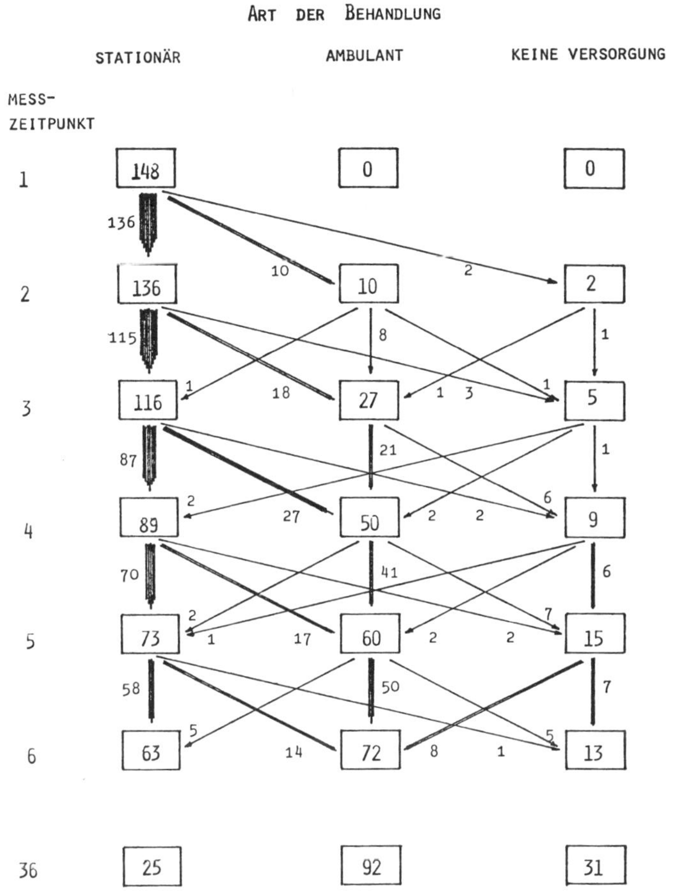

Abb. 11: Patientenstromanalyse.

Quelle: H. Häfner und W. an der Heiden: The impact of a changing system of care on patterns of utilization by schizophrenics. Social Psychiatry 18 (1983) 153–160.

Eine solche komprimierte Darstellungsform wurde gewählt, um die nachfolgende methodische Beschreibung des Inanspruchnahmeverhaltens in übersichtlicher Weise abbilden zu können. Diese Patientenstromanalyse zeigt die Wanderbewegungen der insgesamt 148 Patienten. Zum Zeitpunkt 1 befinden sich alle 148 Patienten in stationärer Behandlung (Kennaufenthalt). Zum Meßpunkt 2, vierzehn Tage später, sind 12 Patienten entlassen, davon suchen 10 eine Nachsorgeeinrichtung auf und 2 Patienten nehmen keine Nachsorge in Anspruch. 136 Patienten verbleiben weiterhin in stationärer Behandlung. Ab Zeitpunkt 3 werden die Wanderbewegungen schon komplexer. Eine erste Wiederaufnahme in stationäre Behandlung tritt auf, und zwar aus dem Bereich «Nachsorge». Desgleichen wandert ein

Patient, der zuvor ohne psychiatrische Versorgung war, in den Nachsorgebereich ab. Insgesamt ist aus dem stationären Bereich heraus eine deutliche Abnahme und dementsprechend in den Bereichen «Nachsorge» und «keine Nachsorge» eine deutliche Zunahme zu beobachten[3].

Gerade unter dem Aspekt der psychiatrischen Bedarfsplanung ist das künftige Verhalten der Patienten eines der wichtigsten Kriterien. Die in den Übergängen zwischen den verschiedenen Versorgungszuständen zutage tretende Bewegungsdynamik der Patientenkohorte ist die Grundlage der vorherzusagenden, künftigen Entwicklung des Patientenstromes.

Nach einem Markoff-Prognose-Modell ergab sich für die Analysekohorte die Charakteristik einer regulären Markoff-Kette. Das auffälligste Verhalten regulärer Ketten ist, daß sie einer stabilen Verteilung zustreben, d. h. die Randverteilungen der Übergangsmatrizen ändern sich beim Erreichen dieser «Grenzverteilung» in allen weiteren Übergängen nicht mehr.

Diese asymptotische Verteilung ist die langfristig zu erwartende Verteilung der Inanspruchnahme in den definierten Versorgungszuständen «Stationäre Behandlung», «Extramurale Nachsorge» und «Keine Nachsorge». Das bedeutet, im Querschnitt pro Zeitpunkt sind im Mittel auf lange Sicht 63% dieser Kohorte in Nachsorgeeinrichtungen, 20% bleiben ohne Versorgung und 17% sind jeweils in stationärer Behandlung zu erwarten.

Auf graphische Weise läßt sich der prognostizierte Inanspruchnahmeverlauf wie folgt abbilden:

Alle Kurven zeigen einen nicht-linearen Verlauf, d. h. nach einer Abbau- bzw. einer Auffüllphase pendeln sich die Kurven auf einem asymptotischen Niveau ein. Für alle Zeitpunkte gilt, daß dieses Grenzniveau schon innerhalb des empirischen Beobachtungszeitraums von 18 Monaten erreicht wird. Ab Meßzeitpunkt 24/25, d. h. nach 1 Jahr, ist diese stabile Verteilung in den Zuständen erreicht.

Vergleicht man diese geschätzte Markoff-Verteilung mit der empirisch beobachteten Häufigkeitsverteilung, so zeigt sich ein sehr gut übereinstimmendes Bild:

---

[3] Aufgrund der erhobenen Längsschnittdaten bietet sich ein Zeitreihenanalyseverfahren an, das diese beobachteten Abbau- und Auffüllprozesse formalisieren und die systemcharakteristischen Bewegungsmuster in vergleichenden Kennwerten abbilden kann. Aus einer Vielzahl möglicher Zeitreihenanalyse-Modellen wurde ein Markoff-Modell gewählt.
Zur Begründung:
Bei der Beobachtung von Zustandsveränderungen, wie z. B. Wechsel zwischen verschiedenen Versorgungszuständen, fallen die Daten in natürlicher Weise nacheinander an, d. h. die Daten werden sequentiell erhoben. Im vorliegenden Fall haben wir es mit einer besonders einfachen Form stochastischer Abhängigkeiten zu tun, da sowohl die Zeit als auch die Variable diskret aufgezeichnet wurden. Sequenzen dieser Art werden als Markoff-Ketten bezeichnet.

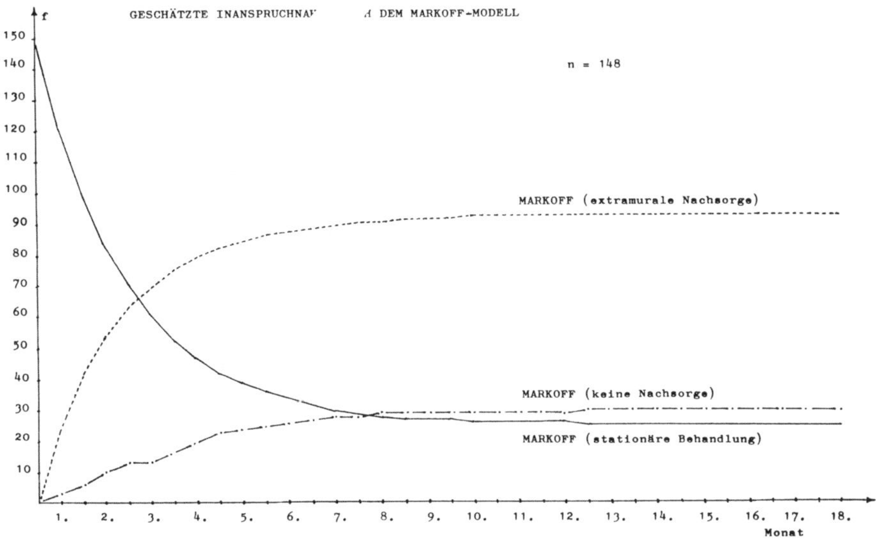

Abb. 12: Geschätzte Inanspruchnahme nach dem Markoff-Modell.

Quelle: H. Häfner und W. an der Heiden: The impact of a changing system of care on patterns of utilization by schizophrenics. Social Psychiatry 18 (1983) 153–160.

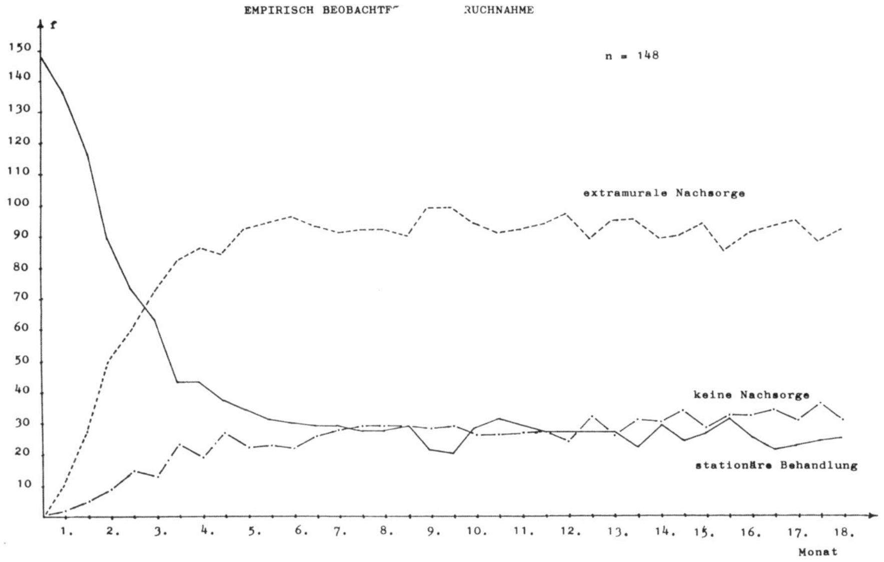

Abb. 13: Empirisch beobachtete Inanspruchnahme.

Quelle: H. Häfner und W. an der Heiden: The impact of a changing system of care on patterns of utilization by schizophrenics. Social Psychiatry 18 (1983) 153–160.

Zusammenfassung

Faßt man zusammen, so ist an der 6½ Jahre übergreifenden Analyse der Implementation eines gemeindepsychiatrischen Dienstes deutlich geworden, daß mit dem dichteren Netz komplementärer Dienste auch die Last der Versorgung Schizophrener in der Gemeinde anwächst. Während für einen Anstieg der Erkrankungshäufigkeit keine Hinweise gewonnen wurden, sind erstaunlich rasche und eingreifende Veränderungen der Struktur des Versorgungssystems und damit auch des Schicksals der Kranken innerhalb dieses Versorgungsnetzes abgelaufen. Die langfristigen Aufenthalte im Krankenhaus haben weiter stark abgenommen, während sie in Heimen und vergleichbaren komplementären Einrichtungen deutlich und über die Verminderung der Krankenhausaufenthalte hinaus zugenommen haben. Immer noch müssen jährlich etwa 10–13/100 000 «neue chronische Fälle» mit der Diagnose Schizophrenie über ein Jahr institutionalisiert werden. Während zu Anfang 75% von ihnen im Krankenhaus aufgenommen wurden, waren es zu Ende der Beobachtungszeit nur noch 25%. 75% wurden bereits in komplementäre Einrichtungen übernommen.

Damit ist diese Hypothese eindeutig bestätigt worden.

Die Voraussetzung der Versorgung eines solch hohen Anteils chronisch Schizophrener in Heimen und vergleichbaren Einrichtungen ist allerdings ein 24stündiges Interventionsangebot durch ein nahegelegenes psychiatrisches Krankenhaus, das auch die Unterbringung von rückfallgefährdeten bzw. noch unter produktiven Symptomen leidenden Kranken erlaubt. Dies schlägt sich in einer deutlichen Zunahme vor allem der kurzfristigen Wiederaufnahmen im psychiatrischen Krankenhaus nieder.

Die Hypothese, eine intensive extramurale Versorgung mindere die Wiederaufnahmeraten, ist auf der Aggregatdatenebene widerlegt worden. Auf der Individualebene zeigte sich allerdings, daß eine intensivere Inanspruchnahme von Nachsorgediensten tatsächlich, wie erwartet, mit einer geringeren Wahrscheinlichkeit von Wiederaufnahmen verbunden ist. Daraus läßt sich mit aller Vorsicht ein Hinweis auf die Wirksamkeit eines so intensiven Nachsorgesystems gewinnen.

Nun ist die Frage der Lebensqualität dieser Kranken und die Belastung ihrer Umwelt nicht untersucht worden. Jedoch in der Tatsache, daß der weitaus überwiegende Teil chronisch Schizophrener langfristig außerhalb des Krankenhauses in einer seinen Bedürfnissen nahekommenden komplementären Einrichtung innerhalb seiner Heimatgemeinde leben kann, sehen wir zunächst einen Gewinn. Der Nutzen schlägt wahrscheinlich bei einer hohen Wiederaufnahmehäufigkeit und einer für die Umwelt belastenden Krankheitsaktivität in Nachteil und damit in das Bedürfnis langfristiger Krankenhausunterbringung um. Die Grenze dieses Umschlagens, die derzeit durch die Toleranz der Heime und die ärztliche Entscheidung gezogen ist, muß noch sorgfältiger abgeklärt werden.

Die Entwicklung nähert sich bereits einer langfristig stabil erscheinenden Verteilung der Versorgungslast: 17% der einmal stationär behandelten Schizophrenen der Kohorte sind zum jeweils gegebenen Zeitpunkt in einem psychiatrischen Krankenhaus, 63% befinden sich in irgendeiner Form ambulanter oder komplementärer Nachsorge und nur 20% sind ohne Versorgung. Hinter der relativ hohen Rate stationär Behandelter steht die Tatsache, daß, alle Aufnahmen zusammengenommen, immer noch ein relativ hoher Anteil stationärer Interventionen bei schizophren Erkrankten erfolgt und offenbar notwendig ist. Er umfaßt in 1½ Jahren im Durchschnitt 144 Tage Krankenhausaufenthalt gegenüber 170 Tagen Intervall außerhalb des Krankenhauses bei den mindestens zweimal Aufgenommenen. Daran wird deutlich, daß das psychiatrische Krankenhaus immer noch eine entscheidende, wenn auch einschneidend veränderte Rolle in der langfristigen Versorgung Schizophrener wahrnimmt.

Ein weiteres Merkmal der Wirksamkeit stellt sich in der hohen Übergangsrate von stationären Aufenthalten in das Nachsorgenetz dar. Nur 2,5% der entlassenen Schizophrenen suchen in der Beobachtungszeit keinen der angebotenen Dienste auf. Dies ist im Hinblick auf die Vertrauensprobleme schizophren Erkrankter, die vermutlich ihren Niederschlag in dem relativ häufigen Arztwechsel von 30% innerhalb von 1½ Jahren gefunden haben, sehr beachtlich.

Das Netz der komplementären Versorgung Schizophrener in der Gemeinde ist zwangsläufig komplex, denn es muß für einen großen Teil der Kranken Paralleldienste für ärztliche Behandlung, Wohnen, Beschäftigung und Freizeit anbieten. Dies ist zwar kostenaufwendig, doch scheint der Nutzen durch die günstige Auswirkung einer extensiven Inanspruchnahme auf die Wiederaufnahmewahrscheinlichkeit belegt. Nur ein kleiner Teil der Kranken macht von der möglichen parallelen Inanspruchnahme von Diensten, und zwar vorwiegend bei der ärztlichen Versorgung, Gebrauch.

Mängel bestehen offensichtlich auf der Ebene Arbeit bzw. Beschäftigung: 90% der untersuchten Schizophrenen sind ohne Arbeit, worin sich die derzeit schlechte Beschäftigungslage in der Bundesrepublik niederschlägt (bei vergleichbaren Untersuchungen aus früheren Jahren – H. Häfner et al., 1965; M. Rave-Schwank, 1972 – war der Anteil Beschäftigter unter den Entlassenen wesentlich höher). Nur 27% von ihnen können eine beschützte Werkstätte besuchen. Hier zeigt sich der dringendste Bedarf für den weiteren Ausbau.

Literatur

Babiker, I. E. (1980): Social and clinical correlates of new longstay. Acta Psychiatrica Scandinavica 61, 365–375.

Bartholomew, D. J. (1973): Models for social and occupational processes. In: Bartholomew, D. J. (ed.): Stochastic models for social processes. London: Wiley, pp. 15–38

Bleuler, E. (1911): Dementia praecox oder die Gruppe der Schizophrenien. In: Aschaffenburg, G. (Hrsg.): Handbuch der Psychiatrie. Spezieller Teil, 4. Abt., 1. Hälfte. Leipzig: Deuticke

Bleuler, M. (1972): Die schizophrenen Geistesstörungen im Lichte langjähriger Kranken- und Familiengeschichten. Stuttgart: Thieme

Brown, G. W. (1960): Length of hospital stay and schizophrenia. A review of statistical studies. Acta Psychiat. et Neurol. Scand. 35, 414–430

Byers, E. S., S. Cohen, & D. Harshbarger (1978): Impact of aftercare services on recidivism of mental hospital patients. Community Mental Health Journal 14, 26–34

Häfner, H., B. Vogt-Heyder, & D. v. Zerssen (1965): Erfahrungen mit Schizophrenen in einem gleitenden klinischen Behandlungs- und Nachsorgesystem. Zeitschrift für Psychotherapie und medizinische Psychologie 15, 97–116

Häfner, H., & J. Klug (1980): First evaluation of the Mannheim community mental health service. In: Strömgren, E. (ed.): Epidemiological research as basis for the organization of extramural psychiatry. Acta psychiat. scand., Suppl. 285, Vol. 62, 68–78

Häfner, H., & J. Klug (1981): Wissenschaftliche Begleitung der Entwicklung einer gemeindenahen psychiatrischen Versorgung in Mannheim. In: Haase, H. J. (Hrsg.): Bürgernahe Psychiatrie im Wirkungsbereich des psychiatrischen Krankenhauses. Erlangen: perimed Fachbuch-Verlagsgesellschaft, 23–58

Häfner, H., & J. Klug (1982): The impact of an expanding community mental health service on patterns of bed usage: evaluation of a four-year period of implementation. Psychological Medicine 12, 177–190

Hailey, A. M. (1974): The new chronic psychiatric population. Brit. J. prev. soc. Med. 28, 180–186

an der Heiden, W., & J. Klug (1980): An integrated record system for the observation of the demand for medical and social aftercare as basis for organizing extramural services. Acta psychiat. scand., Suppl. 285, Vol. 62, 54–59

Howat, J. (1979): Nottingham and the hospital plan: a follow-up study of long-stay in-patients. British Journal of Psychiatry 135, 42–51

Huber, G., Gross, G., & R. Schüttler (1980): Langzeitentwicklung schizophrener Erkrankungen («Bonn-Studie»). In: Schimmelpenning, G. W. (Hrsg.): Psychiatrische Verlaufsforschung. Bern – Stuttgart – Wien: Huber, pp. 110–133

Kraepelin, E. (1893): Psychiatrie. Ein kurzes Lehrbuch für Studierende und Aerzte. 4. Aufl., Leipzig: Ambr. Abel
Magnus, R. V. (1967): «The new chronics». Brit. J. Psychiat. 113, 555–556
Mann, S., & W. Cree (1975): The new «long-stay» in mental hospitals. Br. J. Hosp. Med., July, 55–63
Rave-Schwank, M. (1972): Probleme der Arbeitstherapie in der Psychiatrie. Nervenarzt 43, 565–570
Talbot, J. A. (1979): Care of the chronically mentally ill. Still a national disgrace. The American Journal of Psychiatry 136, 688–689
Tantam, D., & G. Klerman (1979): Patient transfer from one clinician to another and dropping-out of out-patient treatment. Social Psychiatry 14, 107–113
Torre, E., A. Marinoni, & G. Allegri (1982): Lomest psychiatric case register: old and new long-stay patients. Social Psychiatry 17, 000–000
Tsuang, M. T., R. F. Woolson, & J. A. Fleming (1979): Long-term outcome of major psychoses. I. Schizophrenia and affective disorders compared with psychiatrically symptom-free surgical conditions. Arch. Gen. Psychiat. 35, 1295–1301
Tsuang, M. T., & G. M. Dempsey (1979): Long-term outcome of major psychoses. II. Schizoaffective disorder compared with schizophrenia, affective disorders, and surgical control group. Arch. Gen. Psychiat. 36, 1302–1304
Weeke, A., M. Kastrup, & A. Dupont (1979): Long-stay patients in Danish psychiatric hospitals. Psychological Medicine 9, 551–556
Wing, J. K., & A. M. Hailey (eds.) (1972): Evaluating a community psychiatric service: The Camberwell register, 1964–1971. London – New York – Toronto: Oxford University Press.
Wing, J. K., & T. Fryers (eds.) (1976): Psychiatric services in Camberwell and Salford. Statistics from the Camberwell and Salford psychiatric registers, 1964–1974. M. R. C. Soc. Psych. Unit, London, and Dept. Comm. Med. University of Manchester
Wing, J. K. (1978): Who becomes chronic? Psychiatric Quarterly 50, 178–190

Diskussion

Zunächst wurde die Zunkunft des psychiatrischen Krankenhauses erörtert (Ch. Müller, Lausanne), die eher im Sinne eines Krisen-Interventions-Zentrums gesehen wird. Diesen Standpunkt kann Häfner nur dann akzeptieren, wenn der Begriff Krisen-Interventions-Zentrum sehr weit gefaßt wird. Daneben sei die Versorgung der chronisch kranken Patienten immer noch eine Funktion des psychiatrischen Krankenhauses, und zwar der langfristig psychisch Kranken. Dies sind zunächst die chronisch Schizophrenen und die Alters-Patienten. Danach folgen die Alkoholiker und die vierthäufigste Gruppe umfaßt bereits die Patienten mit chronisch verlaufenden neurotischen Erkrankungen. In einem weiteren Diskussions-Votum wurde kurz zur Qualität der Heimversorgung Stellung genommen (Ch. Müller, Lausanne). Es wurde angenommen, daß die Patienten in den Heimen mindestens genauso gut gepflegt und versorgt seien wie in den psychiatrischen Krankenhäusern, ohne daß diese Meinung vom Diskussionsteilnehmer jedoch empirisch belegt werden konnte.

Auf eine Frage nach der Zweckmäßigkeit einer Nachtklinik (Klosinski, Tübingen), erläutert Häfner, daß eine solche Nachtklinik arbeitsfähige Patienten aufnehme. Dies sei eine ausnehmend teuere Angelegenheit. Auf Grund der Mannheimer Erfahrungen sei er zu dem Ergebnis gekommen, daß es nicht sinnvoll sei, für diese Patientengruppe eine eigene Institution einzurichten. Die Patienten, die bislang dort behandelt worden sind, werden entweder etwas länger stationär behandelt oder kommen dann in ein pflegeintensives Übergangsheim.

Auf die Frage nach *der* Patienten-Gruppe, die in der Mannheimer Untersuchung keinen Arztwechsel aufwies (Biniek, Tübingen), wies Häfner darauf hin, daß dies die Gruppe sei, die vorwiegend in der psychiatrischen Ambulanz behandelt wurde. Es handelt sich um die schwer erkrankten Patienten, die in der Tat weniger Arztwechsel aufwiesen als andere.

Auf eine zusätzliche Frage zu diesem Thema (Wolfers, Ergenzingen), erläutert Häfner, daß alle Gruppen niedergelassener Ärzte an der ambulanten Versorgung der psychisch kranken Patienten beteiligt waren.

Der folgende Beitrag ist eine zusammenfassende Diskussion der Vorträge des Symposiums «Perspektiven der Schizophrenieforschung» und zugleich ein Dank an Hans Heimann anläßlich seines 60. Geburtstages für seine Forschungstätigkeit auf diesem Gebiet. Die Zusammenfassung soll im wesentlichen so erscheinen, wie sie gehalten wurde; dadurch wird neben der Aktualität des Themas etwas von der Lebendigkeit dieses Symposiums vermittelt.

Perspektiven der Schizophrenieforschung

Zusammenfassung der Symposiumsbeiträge

H. Helmchen

Ich hoffe, in Ihrer aller Namen zu sprechen, wenn ich meinen ersten allgemeinen Eindruck von dieser Veranstaltung dahingehend zusammenfasse, daß es ein leuchtender Geburtstagsstrauß für den Jubilar geworden ist, und daß in diesem Strauß neben bekannten Blumen auch einige unbekannte waren, vor allen Dingen aber in der Komposition dieses Straußes doch Neues aufleuchtete. Gerade im Aufleuchten neuer Fragestellungen ergeben sich für mich einige Punkte, die ich – notwendigerweise impressionistisch kurz – gerne noch einmal in Erinnerung rufen und kommentieren möchte.

Gleich der Auftakt war für mich sehr überzeugend und ausgesprochen wichtig, weil er zeigte, daß Forschung – und um Forschung sollte es ja gehen – als eine klinische, eine patientenbezogene Forschung nur auf der Basis eines guten, eines verständnisvollen Arzt-Patienten-Verhältnisses, oder – ich sollte vielleicht ebenso richtig sagen – eines vertrauensvollen Patienten-Arzt-Verhältnisses – gut gedeihen kann. Eine Art des Arzt-Patienten-Verhältnisses, die sehr fruchtbar werden kann, wurde von Herrn Benedetti an seinem Beispiel der «progressiven Psychopathologie» faszinierend verdeutlicht, insofern als hier die therapeutische Beziehung das scheinbar oder offensichtlich Pathologische in seinem auch positiven Wert akzeptierte und für den Kranken nutzbar zu machen versuchte. Einen eindrücklichen Schritt weiter auf dem Wege von der hypothesengenerierenden Erfahrung unmittelbaren psychopathologischen Erlebens zu einer therapie-relevanten Forschung ist dann Herr Scharfetter gegangen.

In einigen anderen Beiträgen wurde belegt, daß Therapie auch in einem weiteren Sinn, als Forschungsinstrument benutzt werden kann und auch benutzt worden ist. Herr Stille hat in seinem Rückblick einige Fragen dieser Entwicklung am Beispiel der Pharmakotherapie verdeutlicht und gezeigt – und das gilt meiner Meinung nach für alle Behandlungsverfahren, wenn man sie unter wissenschaftlichen Gesichtspunkten betrachtet –, daß zunächst einmal Fragen der Wirksamkeit einer Behandlung überprüft werden müssen, zum zweiten dann die Frage des Wirkungsmechanismus in den Vordergrund rückt und drittens schließlich – und das ist besonders eine Hoffnung, die von Anfang an mit der Pharmakotherapie verbunden war – uns die Kenntnis des Wirkungsmechanismus auch Einsichten in (biologische) Normabweichungen ermöglicht, in pathologische Konstellationen von (biologischen) Faktoren, die mit dem Auftreten der Erkrankung selbst zusammenhängen. Gerade hier nun aber hat Herr Maître zu Recht relativiert, daß ein solcher Versuch, wie er beispielsweise in der sogenannten Dopamin-Hypothese der Schizophrenie gipfelte, vielleicht zu weit geht oder in die Irre führt und daß es wohl viel richtiger wäre, von einer Dopamin-Hypothese der antipsychotischen oder nur der neuroleptischen Wirkung zu sprechen; ich sehe darin eine zukunftsträchtige Akzentverschiebung. Alle diese Ansätze weisen aber insgesamt auf eines hin, nämlich – was auch mehrfach angesprochen wurde – auf die Gefahr des Reduktionismus, dem wir bei der Verfolgung bestimmter wissenschaftlicher Zielsetzungen und notwendigerweise anzuwendenden Methoden einfach nicht entgehen können, eine Gefahr, auf die gerade Hans Heimann immer wieder und besonders hingewiesen hat in einem allgemeineren, auch philosophisch fundierten Kontext, auf den ich abschließend noch kurz zurückkommen werde.

Eine andere Bemerkung, die sich mir aufdrängt, ist die Frage der Methodenentwicklung. Wir haben heute von einer ganzen Reihe von z. T. neuartigen Methoden gehört. Bei manchen Methoden taucht zunächst die Frage auf, ob die Ergebnisse, die man damit erhält, nicht einfach triviale Ergebnisse sind, etwa bei den hochdifferenzierten mathematischen Verfahren, die von Herrn Angst und der Züricher Gruppe dargestellt wurden. Ich meine aber, daß hier neue Instrumente entwickelt werden, die es im weiteren Verlauf der Entwicklung vielleicht ermöglichen, empirisch und objektiv neue Sachverhalte zu erkennen und zu erfassen, unabhängig von den bisherigen Voraussetzungen, mit denen wir z. B. Beobachtungsdaten sammeln. Eine wesentliche Frage bleibt allerdings, inwieweit wir solche Methoden auch in der Klinik wirklich anwenden können, also die Frage nach der Praktibilität solcher Methoden.

Wir haben mehrere Beispiele, z. B. von Herrn Rüther, dafür gehört, daß und inwieweit wir in der Klinik in der Regel auf sogenannte periphere

Methoden angewiesen sind; peripher in zweierlei Hinsicht – einmal, daß die Ergebnisse und die Befunde, die wir mit solchen Methoden erheben, vermutlich relativ weit weg vom eigentlichen Ort des Geschehens sind, und zum anderen in der Hinsicht, daß diese Methoden nicht immer alle leicht klinisch applikabel sind, also oft an der Peripherie klinischer Möglichkeiten liegen. Und umgekehrt:

Unser – wenn ich das so sagen darf – Zerberus an der Pforte zur wahren Erkenntnis, Frau Zerbin, hat sehr plastisch ausgeführt, das der Urin im Verhältnis zum Gehirn doch sehr peripher ist; das ist ohne Frage richtig, aber die Kliniker müssen sich ja auch zunächst einmal nach dem richten, was sie untersuchen können; das Gehirn selbst ist eben keineswegs unbedingt und für jede Fragestellung direkt zu untersuchen, weshalb wir auf die Peripherie angewiesen sind. Dazu gehört zum einen auch das Modell der Tierversuche – und über Begrenzungen der Übertragbarkeit solcher Tiermodelle auf menschliche Fragestellungen haben wir ja von Frau Delinistula und Herrn Maître einiges gehört –, zum anderen aber weitere periphere Methoden, z. B. die Erfassung peripherer Indikatoren zentraler Vorgänge, etwa die Messung der veränderten Rezeptor-Empfindlichkeit an Blutzellen usw., worauf besonders Herr Ackenheil hingewiesen hat. Die Schwierigkeiten, von der Peripherie auf zentrale Vorgänge zu schließen, wurden sehr deutlich bei den Versuchen, aus der peripheren Messung der Ausschüttungsveränderungen von Hormonen, die zentral reguliert werden, auf zentrale Funktionszustände zu schließen, Funktionszustände, die – wie Herr Ackenheil sehr deutlich gezeigt hat – Ausdruck von Regulationszuständen synaptischer Systeme sein können. Daraus ergibt sich der wesentliche Hinweis, daß wir die zeitliche Dimensionalität aller Befunde betrachten müssen. Das ist vielleicht eine neue Form des historischen Bewußtseins auch bei rein biologisch arbeitenden Forschern. Sie ist sicher nicht ohne weiteres vergleichbar mit der historischen Dimension, die wir in den Vorträgen von Herrn Benedetti oder von Herrn Müller als die historische Dimension des Menschlichen kennengelernt haben; vielleicht sind aber beide historischen Dimensionen auch nicht völlig voneinander zu trennen und völlig unabhängig voneinander. In jedem Fall wäre daraus die Konsequenz zu ziehen, daß viel mehr als bisher adaptative Prozeßforschung als ein zukünftiges Aufgabengebiet unseres Faches, speziell auch in der Erforschung schizophrener Erkrankungen, anzusehen ist.

Ich will nun mit den allgemeinen Bemerkungen schließen und noch vier Schwerpunkte nennen, die nach meinem Eindruck hier für die Forschung besondere Perspektiven eröffnen: Einmal die Frage, inwieweit untersuchte Parameter vom aktuellen Zustand abhängig sind oder inwieweit sie Ausdruck überdauernder Charakteristika sind, also etwa die Frage nach einem Zusammenhang der prämorbiden Persönlichkeit mit der aktuellen psychopathologischen Symptomatik. Das berührt auch die Frage der Marker oder Indikatoren für Disposition zur Erkrankung einerseits, sowie von Indikatoren der vorhandenen Erkrankung andererseits. Gerade bei schleichend beginnenden Erkrankungsformen könnte ein methodisch besserer Zugang zu diesem Trait-State-Problem einen wichtigen Fortschritt signalisieren.

Dann weiter ist die Frage nach Erscheinungsform und Wirkung des genetisch Vorgegebenen ganz ungelöst. Frau Zerbin-Rüdin hat angesprochen, daß wir nicht wissen, was oder welcher biologische Faktor, der aus den genetischen Befunden ohne Frage hervorgeht, nun vererbt wird. Man kann ihn sich nur als einen stofflichen Faktor vorstellen. Aber schon die Frage danach, wie er sich ausdrückt, ob in psychischen Eigenschaften oder in biologischen Merkmalen, ist bisher nicht beantwortet. Noch viel weniger wissen wir darüber – Frau Zerbin hat darauf hingewiesen, und ich meine, daß es eine trotz aller Skepsis, die in verschiedenen Beiträgen anklang, ganz wichtige Frage ist, die zu untersuchen wäre –, inwieweit die Diskordanz in der Manifestation schizophrener Erkrankung bei monozygoten Zwillingen auch durch protektive Faktoren bewirkt wird, Faktoren, die nicht nur im sozialen oder psychologischen, sondern ebenso auch im biologischen Bereich denkbar wären. Man sollte sich hier vielleicht auch nicht vorzeitig einengen.

Ein dritter Schwerpunkt: Es klang in vielen Vorträgen, z. B. bei Herrn Straube, an und scheint praktisch besonders wichtig zu sein die Frage der Prädiktion sowohl des spontanen bzw. natürlichen Krankheitsverlaufes als auch die des «behandelten» Verlaufes. Ein Prädiktor wurde genannt: der Vorverlauf als Prädiktor für Rückfallhäufigkeit oder Wiederaufnahmehäufigkeit. Viel weniger aber wissen wir etwa über die Prädiktion des Ansprechens auf die Behandlung. Mehrere Redner haben darauf hingewiesen, daß die Voraussage von therapeutischer Wirksamkeit ebenso wie von Nebenwirkungen, etwa der Späthyperkinese als schwerwiegendster Nebenwirkung neuroleptischer Langzeit-Medikation, noch verbessert werden muß. Wir können beispielsweise bisher nicht ausreichend sicher angeben, bei welchen schizophrenen Kranken eine neuroleptische Medikation nicht indiziert ist, entweder weil die Erkrankung auch ohne Medikation remittieren oder aber trotz Medikation weiterlaufen oder rezidivieren würde.

Und schließlich: die Frage nach dem Verhältnis von Lebensereignissen zur Verarbeitungskapazität des Kranken. Was bedeutet dieses Verhältnis für die Auslösung, das Hineingeraten in die Psychose und wohl noch mehr für – ich darf diesen Begriff der Tübinger Schule noch einmal erwähnen – das Herausgeraten aus der Erkrankung. Wir haben aus dem Bericht von Herrn Müller an einem einzelnen Schicksal gesehen, wie mühselig, wie krisenreich, wie schwerwiegend und schwierig dieser Weg sein kann. Und wir haben gleichsam korrespondierend dazu an der Entwicklung eines komplementären Versorgungsbereiches durch Herrn Häfner dargestellt bekommen, wie man im Rahmen institutioneller Hilfen versuchen kann, den Kranken aus der schweren akuten Krise hinaus in die Resozialisierung zu begleiten. Wir kennen indessen die Faktoren noch viel zu wenig, die ihn in der Erkrankung festhalten und jene, die ihm dabei helfen, aus dieser Erkrankung halbwegs unbeschädigt und halbwegs glücklich wieder herauszukommen.

Damit komme ich zu meinem letzten und nun wieder allgemeinen Punkt. Ich knüpfe noch einmal an die Diskussion im Anschluß an den Vortrag von Herrn Müller an, weil ich meine, daß in dieser Diskussion gerade eine allgemeinere Perspektive dieses ganzen Symposiums hervortrat, nämlich die Frage des Wissenschaftsbegriffes, mit dem wir hier operieren. Es klang so die Meinung an, daß man mit naturwissenschaftlichen Methoden in bestimmten Bereichen nicht weiter kommen werde. Ich habe indessen Zweifel, ob die seit Dilthey, also seit 100 Jahren bestehende Trennung in naturwissenschaftliche und geisteswissenschaftliche Methodik heute überhaupt noch gültig sein kann. Denn zumindest moderne Philosophen sind ja durchaus in der Lage, diesen Hiatus zu überbrücken, indem sie die Richtung der Frage ändern. Sie fragen nicht mehr: Was ist naturwissenschaftlich, und was ist geisteswissenschaftlich, sondern: Was ist wissenschaftlich, und was ist nicht wissenschaftlich. In einem Disput darüber – und das schien mir doch mitzuschwingen – müssen wir versuchen, sehr selbstkritisch, aber auch ehrlich dem Gesprächspartner mit einer anderen Position gegenüberzutreten. Dabei argumentiert und arbeitet wissenschaftlich derjenige, der überindividuell wirksame Regeln rational (und in der Psychiatrie auch empirisch) zu begründen sucht, Regeln, die lehrbar sind sowie verallgemeinerungsfähiges Wissen zu erwerben gestatten und es beispielsweise ermöglichen, die wirklich richtige Behandlung für den einzelnen Kranken nachvollziehbar zu finden. Die Ernsthaftigkeit so arbeitender Kollegen sollte ebenso akzeptiert werden wie die Ernsthaftigkeit derer, die sich im unmittelbaren therapeutischen Umgang mit dem Kranken erschöpfen, erschöpfen in der wahrsten Wortbedeutung, denn jeder, der Kranke längerfristig ärztlich engagiert behandelt, hat erfahren, daß – und aus der Schilderung von Herrn Müller ging das ja auch sehr deutlich hervor – die persönliche Betroffenheit, das persönliche Engagement und auch die Einbringung seiner selbst in eine längerfristige Behandlung eines schwer Kranken auch zur Erschöpfung des Therapeuten führen kann. Wesentlich erscheint mir, daß man beide Aspekte sieht, ihre wechselseitige Bedingtheit, aber auch, wo die Begrenzungen ebenso wie die Entwicklungsmöglichkeiten im Bereich unmittelbaren ärztlichen Tuns einerseits und im eigentlichen wissenschaftlichen Bereich andererseits liegen, einem wissenschaftlichen Bereich, den ich nach meinem Wissenschaftsverständnis kurz zu umschreiben versucht habe.

Abschließend meine ich, daß das, was für mich aus diesem Geburtstagssymposium hervorgegangen ist, insbesondere auch diese Spannung zwischen den beiden skizzierten Elementen ärztlichen Tuns, in der Person des Jubilars ganz besonders eindrucksvoll über Jahrzehnte hinweg realisiert worden ist. In meinen Unterhaltungen und Diskussionen, die wir nun auch schon bald 20 Jahre miteinander führen, ist es gerade dieses, daß Hans Heimann beides lebt. Ich habe dies immer besonders stimulierend und besonders dankbar erfahren. Wenn es Ihnen ähnlich gegangen ist und das Symposium auch für Sie diese beiden Aspekte ärztlich-wissenschaftlichen Tuns hervorgebracht hat, dann ist das, so glaube ich, die beste Würdigung und das schönste Geburtstagsgeschenk für Hans Heimann.

Stichwortverzeichnis